知的障害は治りますか?

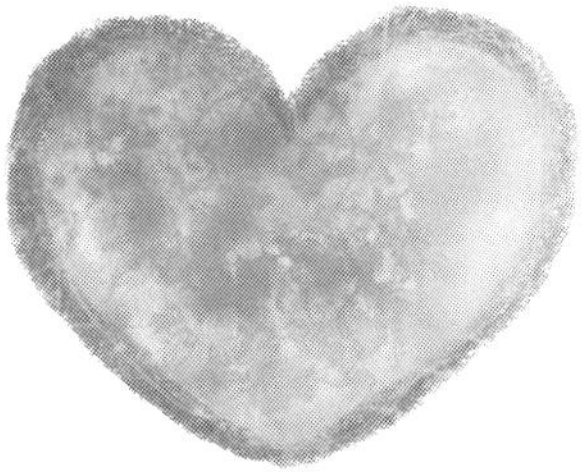

愛甲修子
AIKOU SHUKO

花風社

はじめに

今、あたりまえのことが一〇年後もあたりまえかといったら決してそうではありません。

私は、以前、頸椎を損傷した若者から「僕は障害を受容することなどできません。障害を治す研究をやりたい」と言われたことがありました。彼は事故で頸椎を損傷し、重度の身体障害になった若者でした。一年以上にわたるリハビリで片腕がわずかに動かせるようになりましたが、日常の全面介助を余儀なくされていました。

当時の私は、頸椎損傷で身体が不自由になったら最後、誰もが生涯身体障害者として生きていくしかないと考えていました。それは過去に頸椎損傷が治った人の話を聞いたことがなかったからです。それゆえ若者の障害を受容しないという考えを当時は肯定することができませんでした。

あれから十数年が経ち、近年、再生医療による頸椎損傷患者への臨床研究が始まりました。頸椎損傷が治る時代に入ったのです。当時、若者が「頸椎損傷を治したい」と話していた夢物語が現実のものとなりました。

ノーベル賞作家、パール・バックの娘さんはフェニールケトン尿症で重度の知的障害を持つに至りましたが、今では、フェニールケトン尿症のお子さんは食事療法（タンパク質を制限してフェニルアラニンの摂取を抑え、不足する他のアミノ酸を治療粉乳で補足する食事）によって健常者として生活できるようになっています。

福祉の世界では、「障害を受容すること」に重きが置かれていて、「障害を治す」ことは、それほど重要視されません。障害を負ったからには、己が障害者であることを受け入れることが求められているからです。そして、周囲もノーマライゼーション理念のもと偏見や差別を持たずに障害者を受け入れていくことが大事だとされています。

ところで発達障害についてはどうでしょうか。これも福祉の世界では他の障害と同様、「障害受容」に力が入れられています。自ら負った発達障害を受容し、周囲にも発達障害を理解してもらって、障害者として支援を受けながら生活していくことが理想とされています。

今回、『知的障害は治りますか?』をまとめるにあたって、自信を持って言えることは、発達障害の人たちが発達するように、知的障害のある人たちも発達するということです。それは、知的障害も発達障害もともに神経発達症（Neurodevelopmental Disorders）だからです。

ただし、知的障害のある人も発達障害のある人と同様、本人や家族が日常生活の中で身体全体の健康を改善させ、中枢神経系の発達を促していくこと、他人任せではなく主体的に凸凹を磨く修行を続けていくことが必要となります。障害に甘えてばかりいては何も始まりません。この世に失敗をしない人は一人もいないのです。失敗を恐れずに失敗から学ぶことを大切にして、生きがいを持って、成長していくことが求められます。

過去の歴史の中で知的障害のある人たちが強いられてきたのは「受動的」に生きることでした。それはパール・バックが知的障害の娘について書いた著書"The Child Who Never Grew"（『母よ、嘆くなかれ』伊藤隆二＝訳／法政大学出版局／二〇一三年）の題名にもあるように、知的障害のある子どもは生涯成長しないと考えられてきたからです。しかしそれが事実ではないことは明らかです。

私がこれまで出会ってきたお子さんの中には、知的障害が治って療育手帳を返納せざるをえなくなった方がいました。大脳皮質のダメージを修復することは難しいかもしれませんが、中枢神経系の発達を促すことで、内臓を含む身体全体が整い、能動的に人生を送ることが可能になります。

私は、これまで児童相談所、保健所、知的障害者更生施設、知的障害児施設などの福祉の世界、小中学校、高校、大学などの教育の世界、病院やクリニックなどの医療の世界で仕事をしてきました。そこで知的障害のあるお子さんや保護者の方々と出会い、多くのことを教えていただきました。『知的障害は治りますか？』は、その時の経験をもとに生まれたものです。

本書では、これまでの私の実体験を、一連の気づきのストーリーとしてお伝えさせていただくことにします。

愛甲修子

もくじ

PART2

未来への希望を親子で養う……79

PART3 神経発達の目詰まりを取る……129

付録エッセイ

PART 1

知的障害に関して改めて考えてみましょう

まず、整理しておきましょう。知的障害とは、何でしょう?

愛甲　知的障害とは認知発達に遅れがある状態とされます。
では認知発達とは何でしょう?
一言で言うと、認知発達とは、「文字や言葉を使って生きる力」です。

浅見　文字や言葉を使って生きる力?

愛甲　はい。人間は、文字と言葉を持つ社会的な動物ですね。文字や言葉でやりとりして社会生活を構築していく。それが人間であり、それが人間社会です。その中で生きていく力が知的能力です。人間が社会的動物であるがゆえに、知的障害があることで社会参加が難しくなったのだ、とも言えます。

人間が文字や言葉を使う社会を作ったがゆえに、認知発達に遅れがある人は生きていく上で不利になった。

まず、整理しておきましょう。知的障害とは、何でしょう?

次に確認しておきましょう。知的障害は「絶対に」治らなければいけないものなのでしょうか？

浅見　これは明瞭に「治らないなら治らなくていい」ですね。

そして、知的障害を背負い、結局治らなかった人たちを、社会が守るのは当たり前のことですね。

愛甲　その通りです。

知的障害は治らないものとは言い切れない。けれど治らなかった人を社会が守るのは当たり前。なぜなら人間が文字とか言葉でことが運んでいく社会を作り、そこで生きていくうえでは知的障害があることは決定的に不利だからです。

ただ、私はこれまでの支援者としての仕事の中で、療育手帳を返納する人たちにも会ってきました。その経験はお伝えしたいと思います。

全員が治るわけではない。
けれども療育手帳を返納する（＝行政からみて知的障害者ではなくなる）人もいる。

次に確認しておきましょう。知的障害は「絶対に」治らなければいけないものなのでしょうか？

治るのなら、全員「完治」するのでしょうか？

浅見 治っていく人たちは、私でもみています。けれども知的障害にも程度がありますから、元々の障害が重度だと、「知的障害がなくなる」とまではいかない人もいるでしょう？

愛甲 脳の損傷が大きければ、もちろん健常域に達しない人はいると思います。けれども「そもそも治ることもある」と知らない人も多いのが現実ですから、「治っている人もいる」とお伝えする意味はあるでしょう。

浅見 そうなんですよね。知らない人がいれば、伝えたいと思いますよね。治っている人がいる、と。

愛甲 お医者さんでも「中には治る人もいる」と知らない人はいます。そういうお医者さんに最初に言われた「一生治りません」を信じてしまう。あきらめてしまう。その結果「治そう」という試みもしないまま治っていない人も多いことでしょう。

浅見 けれども治っている人はいる。それを伝えたい。それが私たちがこの本を作りたいと思ったきっかけですね。

愛甲　私が二〇年ほど前に児童相談所で嘱託心理判定員（現・児童心理士）をやっていた時、まれに療育手帳を返さざるを得なくなるお子さんがいました。たとえば五歳の時にＩＱ70だったお子さんが七歳の時にＩＱ100になったりすると手帳は返納することになります。

その後、多くの発達障害のお子さんやご家族と出会っていく中で、成長に伴い、知的障害ではなくなる、つまり知的障害が治っていくお子さんがいることを知るようになりました。

浅見　発達障害の苦しみを軽減する身体アプローチ、栄養アプローチが「発見」された二〇二〇年現在では知的障害の診断を受けた人がそれを返上することは（おそらく以前より）よくあることになりました。

愛甲　というか、むしろ遅れがあるとされていた人がお勉強などで健常者を追い越して際立った成果を見せていることもありますね。

浅見　そうなんです。花風社が最初に自閉症の本を出したのが二〇〇〇年です。それから二〇年見ていると、小さいときに遅滞のあった人が時には優秀な若者に育っているのは事実なんです。

花風社では愛読者のコミュニティサイト「治そう！　発達障害どっとこむ」（https://naosouhattatushogai.com/）を主宰していますが、そこにも「治ったエピソード」の書き込みが多数あります。

また世界的診断マニュアルであるDSM―5（〈日本語版〉医学書院／二〇一四年）でも知的障害の診断を返上するケースがあることについて触れており、知的障害の場合には診断をあえて遅らせることが適切な場合もあるという記述さえあります（『NEURO――神経発達障害という突破口』浅見淳子＝著／花風社／二〇一九年）。

けれども最初に診断に当たる医師たちの告知の仕方は様々です。

「今はまだ結論が出せない」とその後の成長をみるようにアドバイスする医師もいれば、「一生治らない」「この子なりに成長するが健常児に追いつくことはない」と宣言して親を絶望に突き落としている医者もいます。

ところが一年前に絶望した親御さんが一年後には治った治ったと喜んでいる。そういう現実があるんです。

「治っている」生の体験談はある。
ただそれが医療現場で医療側から保護者に伝えられることは少ない。

実は知的障害の診断って、結構大雑把です

浅見　そして診断について気づいたことがあります。

実は器質的な診断って、ほとんど受けた人がいないんですよね。

脳のどこに損傷があって、だからこうなって、みたいな説明はほとんどの人が受けていない。

ただ知能指数の数字を見て「知的障害です」と言われるだけ。原因も説明されていない。なのに「一生治りません」と宣言されることが多い。なぜ原因もわからないのに一生治らないことだけ明らかなのか、なんでそんなアバウトな結論を易々と信じられるのか、そっちの方が不思議です。


愛甲　そうなんです。

私は児童相談所で働いていた当時、田中ビネー式知能検査やS—M社会生活能力検査(social maturity scale test)などを使って、ＩＱによる知的障害の判定を行っていました。

療育手帳の判定など行政的手続きのための検査ですね。

浅見　知的障害は今ではIQ以外の能力で判断する、というのが世界的な流れかと思っていました。

たとえばDSM—5では知的障害の重度・中度・軽度を判断するときに目安とする領域を三つあげています。

概念的領域、社会的領域、そして実用的領域です。

それぞれの適応能力をみて、重度・中度・軽度を決めています。知能検査の数字ではなく。

愛甲　『自閉症革命——「信じることを見る」から「見たことを信じる」へ』（マーサ・ハーバート、カレン・ストロープ＝著／白木孝次＝監訳／星和書店／二〇〇九年／243頁）によると、コミュニケーションスキルを必要とするウェクスラー検査ではなく、レイブン漸進的マトリックス検査を行った場合、自閉症の子どもたちは30ポイントも高くなるということが書いてありました。

私の実感としても、言葉を使うウェクスラーやビネー式の検査ではコミュニケーションが困難な人の数値が低く出る傾向があります。

浅見　実際にはそれで測定できない「社会で生きる力」があるのに、ですね。

愛甲　そうです。それが知的障害のある人にとっては大事な能力のはずです。ところが、私が児童相談所で療育手帳の判定業務を行っていた頃は、一般的に行われている知能検査ではそれが十分測定されていませんでした。

一般に使われている知能検査で検査できる領域は狭い。
生きる上で大事な能力すべてが測定されているわけではない。

二次障害・三次障害が治ると知的障害にはいい影響がありますか？

愛甲　私が知的障害者更生施設と知的障害児施設が併設された大規模施設で働いていた時、そこで生活していた全員に知的障害があるとされていました。

強度行動障害があって最重度の知的障害で、その上盲聾唖の方を担当したことがあります。

その方には大事なことを教えられました。

それは、強度行動障害の原因が、合わない向精神薬の長期服用による三次障害であったことと、PTSD（心的外傷後ストレス障害）や愛着障害によるフラッシュバックであったということです。

この方の場合は、それまで神経発達が大量の向精神薬で抑えられていたことで、発達しようとするエネルギーが外側と内側に暴発し、他害行動と自傷行動として現れていました。他害行動は他者への噛みつきとして現れ、私も噛まれました。自傷行動も床への激しい頭打ちや手足を強く叩き続けるなど凄まじいものでした。

ところが、向精神薬をなくしていったことと身体アプローチで、三次障害と二次障害が短期間で治りました。三次障害と二次障害がきれいに治ったことは、私にとって忘れられない体験となりました。

行動障害が治った後、「一本橋こちょこちょ」遊びが一緒に楽しめるようになり、表情が豊かになって、声を出して笑えるようになりました。また、他者と同じ部屋で暮らせるようになって、知的障害が最重度ではなくなりました。

目が見えず耳が聞こえないのに身辺処理が自立し、触れただけで誰かがわかるようになりました。

憶測ではありますが、この方には元々知的障害がなかったのではないか、生まれた時から重い聴覚障害があったことで教育を受ける機会を逸し、コミュニケーション方法を習得することができなかったのではないかと私は考えるようになりました。

この方の子ども時代を知っている職員から聞いた話ですが、自傷行為で両眼を失明する前までは、職員の車を覚えていて職員が帰る時間になると時計を見て車を指さして帰るように伝えていたそうですし、平均台が子どもたちの中で一番上手だったということです。

この方のように三次障害と二次障害が治ることで、外界が安心・安全な世界に変わり、できることが増えていくことで知的発達が促され、知的障害も軽くなっていくことは確かなようです。

・二次障害（生きづらさを軽減しようとする自己治療・症状）
・三次障害（向精神薬の過剰投与を含む不適切な医療行為・不適切な支援による弊害）
が治ると、

外界が安心・安全な世界に変わり、できることが増えていく。
←
知的発達が促される。
←
知的障害が軽くなる（人によっては健常域まで達する）ことがある。

本当に知的障害なのでしょうか?

愛甲　また、私が働いていた知的障害者更生施設では、高齢の方もいました。

かつて日本では、知的障害のある子どもには教育の門戸が開かれていなかったことから、施設で出会った高齢の知的障害の方のほとんどが学校教育を受けていませんでした。一九七九（昭和五四）年に養護学校の義務化が行われたことで、知的障害がある子どもたちも就学できるようになりました。

養護学校が特別支援学校という名称に変わったのが二〇〇七（平成一九）年、それまでの盲学校、聾学校、養護学校も特別支援学校と呼ばれるようになりました。

けれどもそういう制度ができる前に、知的障害ではないのに知的障害とされてきた人もいたのです。

勤務先の施設で、数百名の聴力検査を行ったことがあります。そしてその中から数名聴覚障害の人が見つかりました。その人たちは知的障害というよりも聴覚障害で、しかもそれが発見されず、適切な教育を受ける機会がなかっただけだったのです。全員に補聴器のフィッティング（調整）を行い、合った補聴器を装着したことで、言葉が明瞭に聞き取れるようになったら情緒が安定し、知的にもかなりよくなりました。もう相当のお年だったんですけどね。

浅見　五感の発達遅滞から来る刺激の少なさ。そのための知的障害様の症状。その鑑別すらされないずさんだった時代があったんですね。今はそんなにずさんではないと思いますが。聴覚障害との鑑別くらいは早期になされているとは思いますが。

愛甲　まえがきで、パール・バックの娘さんにフェニールケトン尿症が原因の知的障害があったことを書きました。けれどもフェニールケトン尿症は、近年、生後まもなくの血液検査で発見されるようになりました。フェニールケトン尿症由来のように原因がはっきりしている知的障害もあれば、原因不明の知的障害もあります。知的障害は状態像であって原因は様々です。

日本では従来ガスリー法という新生児スクリーニングが行われ、これでフェニールケトン尿症を含む四種類のアミノ酸代謝異常、糖質代謝異常が早期発見されていたのですね。それが二〇一一年以降はタンデム・マス・スクリーニングが行われるようになり、発見されるアミノ酸代謝異常、有機酸代謝異常、脂肪酸代謝異常、糖質代謝異常、そして内分泌疾患が一六種類に増えました（https://www.glico.co.jp/boshi/futaba/no82/con01_04.html?fbclid=IwAR035vd_KSEn9A2CWNkGo0sWqNOVmyz_WvnMpz_YQxeYcGuvKSqFN10RRtQ）。

浅見　それが二〇一一年。つい最近のことなのですね。つまり発達医療だけが「一生治らない」と言い続けている間にも、医学全般は進歩しているのですね。

なのに知的障害を判別するときには相変わらず原因も特定されないことが多いし、言葉がない人・遅れている人には不利な検査が行われるだけ。

それだけでなぜ「一生治らない」と医者たちが断じ、保護者がそれを信じられるのか、そちらが私には不思議です。

しかも治っている人がいっぱいいるのに。

そして測定していない能力もたくさんあるのに。

さすがに今では聴覚のスクリーニングはするし、代謝異常は一六種類も発見できるようになったとしてもまだまだ一般的なアセスメントに至っていない特性がたくさんあります。


たとえば身体アプローチの分野で大事にする前庭覚や固有受容覚。

就学前に正中線が成立している＝学習の準備が整っている状態か。

こうした特性を学習が始まる前にアセスメントすることは一般的ではありません。

愛甲　学校に入り、お勉強で苦労して明るみに出る知的障害の人もいます。そういう人は学習の準備ができている身体の状態かどうかみるといいかもしれませんね。

浅見　はい。実は知的に障害があるより学習する身体の状態が整っていないだけかもしれません。

そして水収支。

これは『芋づる式に治そう！——発達凸凹の人が今日からできること』（栗本啓司＝著／花風社／二〇一五年）という本に詳しく書いてありますが、身体の水分の吸収・排泄の問題が、季節の変化への耐性、情緒や学習に関係することがわかりました。ここを整えるだけで伸びている人もいます。

そして栄養アプローチの分野で大事にするフェリチン値（貯蔵鉄　鉄分が足りているか

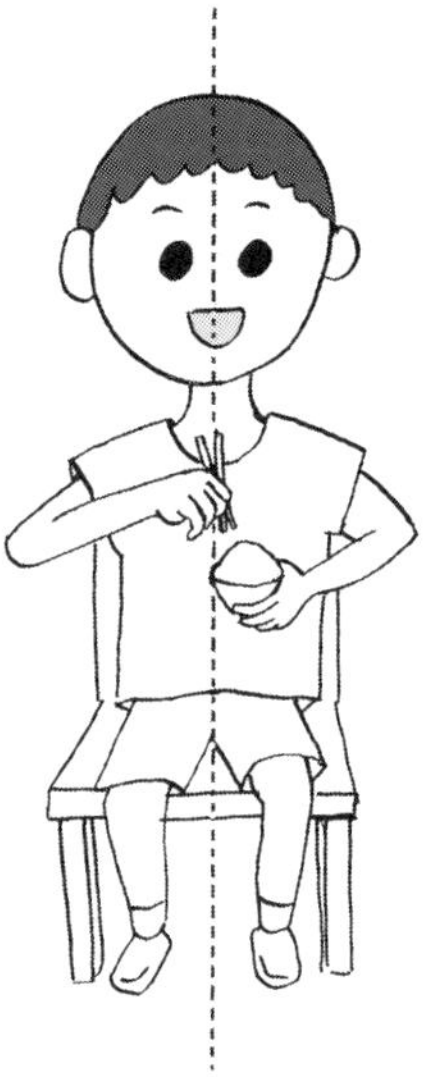

＊『人間脳を育てる』
灰谷孝＝著より

をみる）やBUN（尿素窒素　栄養状態をみる）。

ビタミンの代謝。

腸内環境。

こういうものをアセスメントし、身体の使い方や栄養状態に気をつけるだけで知的に伸びている人たちがいるとわかるようになった時代です。

そんな時代にIQ検査だけで出た「知的障害」という診断をなぜ信じられるのか、そしてなぜそれが一生覆らないものだと信じられるのか、不思議で仕方ありません。ほぼ「治らないんだ」という信仰の領域ではないかと思います。でなければ行政の都合で、それに知らず知らずのうちに隷従させられているように見えてならない。少なくともIQ偏重主義は行政の都合でしょう。

愛甲　脳は酸化ストレスに弱いので、抗酸化物質を含む健康的な食事（可能な限り多くの栄養素の摂取）が大切だと言われています。アレルギーと発達障害、両方持っている人は多いですよね。食品添加物や農薬などの化学物質をはじめ、意外な食品が発達障害の原因となっていることがわかってきたようです。

浅見　糖質制限で発達障害様の症状が治まる人も多いんですよね。
一般の人も糖質の取り過ぎはよくありませんが、発達障害の人は悪い影響が極端に出る実感があります。

愛甲　それならその原因となるものをできるだけ食べなくするといいですね。あと欠乏しがちなビタミンB群（ビタミンB6やナイアシンなど）を積極的に摂った結果よくなったという体験談もかなりみられるようになりました。

これまでわかっていなかった摂取する栄養素と神経発達の関係もどんどんわかってきたようです。

浅見　精神科医、藤川徳美先生の一連の著作なども、「タンパク質が脳を含むすべての臓器の材料である」「現代日本のバランスのいい食事だとタンパク質が足りない」ことを教えてくれます。

栄養療法によっても知的に伸びている人がたくさんいることも知られるようになり、実践する人も増えました。

測定されていない身体の状態によって知能に影響が出ている場合も相当数あるかもしれないとわかってきた。

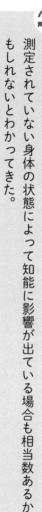

知的障害が治るかどうかを今考えてみる三つの理由

浅見　ではなぜ、知的障害が治るかもしれないという可能性を本書で追求してみることになったのか整理してみましょう。私がどうしてこの本を作りたかったか。理由は大きく分けて三つあります。

まずその一、知性が汎用性の高い能力だからです。これを指摘なさったのは愛甲さんのお師匠さんでもある精神科医の神田橋條治先生です。

二〇一〇年に愛甲さんのご紹介を通して神田橋條治先生と知り合い、『発達障害は治りますか？』という本を作ったときに先生が「知性はもっとも汎用性が高い能力」と定義されたのがしっくりきました。汎用性が高いからこそそこにバグがあると不便なのだけれども、知的障害があっても知的に発達するし知性を補う能力も発達する、というお話に希望を持ちました。

それ以降花風社は身体アプローチを追求してきました。身体アプローチはきつい体操でも有酸素運動でもなく、身体を整えて脳とつなげるアプローチですが、結果として心身に余裕ができて、社会生活の中で使える体力がついた人が増えました。これは社会参加の大きな助けとなりました。

体力も、汎用性のある能力です。その体力がついた、使えるようになっただけで社会参加が可能になった人の多さを見て、もう一つの汎用性が高い能力である知的能力も伸びるかどうかを知りたくなりました。

二つ目の理由は、実際に治ってしまっている人をみてきたからです。

発達遅滞があったとされていても大学生になったり、三歳半まで言葉のなかった方が名門校に入ってクローズドで部活でも大活躍だったり、DQが50伸びた人なども見てきました。

三つ目の理由は、「早期に知的障害と診断しない方がいいこともある」と世界的診断基準であるDSM—5に書いてあるにもかかわらず、そういう最新の知見が医療や福祉の現場に浸透せず、早期診断早期介入のいわば美名のもと、早期から決めつけられた宣告をされ、親御さんたちを無用に絶望に突き落としていることも多いようだからです。このあたりは『NEURO——神経発達障害という突破口』に詳しく書きました。

未だに知的障害の人、その保護者はあきらめさせられています。知能検査の数字が低いというだけで、保護も与えられるけど限界も決められてしまう。

1　知性は汎用性の高い能力なので伸びるなら伸びた方がいい。
2　実際に知的障害が治っている人はたくさんいる。
3　世界的には必ずしも勧められていない早期診断に日本では重きが置かれていて不可逆的な障害であるかのような印象を支援側が与えがちである。

この現状への提言が本書出版の理由。

知的障害が治ると どのようなことが起きるのでしょう？

愛甲　お医者さんをはじめとする支援職の人でも知らない方も多いようですが、知的障害が治っている人はいますよね。そして知的障害が治った人を見ていて気づいたことは、以下のようなことです。

1　過去・現在・未来がつながった。
2　身体が丈夫になった。
3　自己肯定感があがった。
4　コミュニケーション能力があがった。
5　社会生活能力があがった（自分でできることが増え、規律が守れるようになった）。
6　モチベーションがあがった。
7　困ったときに相談できるようになった。
8　ねばり強くなった。

9　生きがいが持てるようになった。
10　感情のコントロールができるようになった。

浅見　いずれもとても幸せなことだと思います。
愛甲　そして今後もそういう人はどんどん増えるだろうと思います。増えてほしいと思います。
そのためにも、治った人はどうやって治っていったのかみていきましょう。

知的障害が治る人はいるし、治るといいことが多いというのが治った人たちを見ていて湧いてくる実感である。

行政は知的障害者の発達を本気で援助しているのでしょうか？

浅見　けれども愛甲さんのように「治った人をみてきた」と明言してくれる支援者もいる反面で「一生治らない」とすり込む支援者も後を絶ちません。

私は今回この本を企画するにあたり、もしかして知的障害の人が知的に発達するのを一番邪魔しているのは行政ではないかという気がしてきました。

愛甲　そうですか。そうかもしれませんね。浅見さんはどうしてそう考えるようになったのでしょう？

浅見　行政は本来かけがえのない人生を送る個々の人を「カテゴライズして捌く」ことを本業にしています。それが行政の仕事です。

私がもう長年おつきあいしているご家庭に、言語がないと判定されている自閉の青年がいます。先日、数年ぶりに会ったら元気にハイタッチで挨拶してくれました。お母様にきいたら、今日は浅見さんに会うよと伝えておいた、ということです。じゃあどうやって伝えたかというと漢字で「浅見」って書いてくださったそうです。

読み書きはできないことになっているけど、「浅見」という漢字が私を指していることはわかっているし、数年前に会っただけの私を覚えてくれている。

もしかしたら数値に出ない能力が隠れているのかもしれません。というか、隠れているのはわかっているのです。人に思いやりがあり、それを実行に移せる青年だからです。けれどもこの人には言語訓練の機会がなかったそうです。幼い頃、重度と認定されると一生言葉は出ないものだと行政は決定してしまうからです。


愛甲　もったいないですね。私も小学校でことばの指導をすることがあります。けれども知的障害がある人は通級指導教室には通えないのが行政のシステムになっています。

以前重度の人の施設では言語聴覚士として言語指導をしました。入所施設なので成人の方々への指導もしましたが、それでも伸びましたよ。

でもそういう例外を除いて、どうしても制度上、知的障害のある人には言語訓練の機会が少なくなりますね。たしかに、言語面でも伸びる可能性のある人が行政の判断で早いうちから言語訓練の機会を与えられていないとするともったいないですね。


浅見　それも時代と共に少し変化があるといいのですが。

でもとにかくいつの時代も行政は「一律に公正に」しなければいけないがゆえに数値でばっさり切って、個別例には気を払わないですよね。

いや、むしろ、言語がないとされるこの青年の中にどれだけ豊かな内面があるかを知るのは行政の仕事ではないとも言えるかもしれません。身近な人が気がつかなければ誰にも気がつかれないままその能力が眠っているかもしれません。この方の場合も、親御さんはお子さんの能力に気づいていらっしゃるし、大事に育てていらっしゃいます。

一番気がつきやすい立場にいるのは親御さんなのでしょう。でも親御さんの全員にそういう能力があるとは限りません。次に気がつきやすい立場にいるのが愛甲さんたちのような支援者なのだと思いますけれども、これも支援者の方全員にそういう力があるわけではないですね。

障害がある人が不利益にならないよう、保護策を講じる義務がまずあるのは行政だけど、行政は伸ばすのではなく守ることを優先させます。それが足かせとなって知的障害のある人でも様態が変わっていくことを一番否定しているのは行政ではないかという気もします。

そしてそれに隷従してしまっている保護者と、あきらめきれず可能性を追求していく保護者がいる。そして後者が確実に報われていることを確認してきた十数年でした。

行政は「捌いて守る」のが仕事なので状態像が変わらないと想定しがちである。行政の論理にどこまでつきあうか、行政をどのように活用するかは各家庭の主体性による。

IQが上がることはいいことなのでしょうか？

愛甲　知的障害も神経発達症です。医学診断マニュアルDSM―5で知的障害は神経発達症に入っていますね。そして神経発達症が治ることを私たちは目撃してきました。ところが教育の世界では知的障害と発達障害を分けています。それは学校教育が集団の中で生きる力や読み書き算術の学力を育てることを主な目的としているからです。

浅見　そうですね。そして教育もまた行政です。

愛甲　そのため特別支援学級には知的障害児学級と情緒障害児学級があって、知的障害のあるお子さんは知的障害児学級に、発達障害のお子さんは情緒障害児学級に在籍するよう勧められることが多いわけですね。知的障害が重い場合は、特別支援学校への在籍を勧められます。

特別支援学校には、知的障害の他に、肢体不自由、視覚障害、聴覚障害、病弱など、さまざまな障害に対応した学校があります。障害のある子どもひとりひとりのニーズにあった教育を提供するのが本来の特別支援教育です。

力のある教員が特別支援教育の担い手になっている学校の子どもたちは、他の健常域の子どもたちと同様、自己肯定感が育ってしっかり成長していってくれています。数値では測れない能力をすべての子どもが持っていて、できることが必ずあるからです。

浅見　数値による線引きは行政に都合がいいようですね。行政は数値化が好きです。というか数値によってしか動けないのが現実だと思います。ですから世界的診断基準がどう変わろうと、行政のやり方は変わりそうにないと思っています。

もちろん数値で測れない能力も大事ですが、私はこの現状の中で、読者からＩＱが上がったというご報告があると素直に喜びます。理由は二つあります。まず一つ目。

・ＩＱによって行政の扱いが変わる。

とくに就学前にＩＱが上がると、それこそ普通級への道が開けて可能性が広がりますね。特別支援教育の当初の理念が失われ、アリバイと化していることも多い今、これは大きいことです。

とくに、知的障害が重いと見なされると言語訓練の対象にならないとされることもあるし、ＩＱ70を切ると教科書を配布しないでいいと判断する教育現場さえ実在するのです。勉強しても仕方ないという判断を教育現場がしてしまうのですね。これは人権侵害だと思うのですがまかり通っているのが現状です。

こういう行政の一方的な判断がある以上、ＩＱが伸びることはさらなる成長の機会につながるためにもいいことだと思います。でもそれがすべての能力を表しているわけでは当然ないですね。

そして二つ目の理由はこれです。

・測定できる能力が伸びたと言うことは測定できない能力もつられて伸びたと思われる。

行政は個々の親心には忖度しません。親心は子どもにとって貴重なリソースである反面、親心に忖度していたらやっていけないのが行政でもあります。だから数字を重視する。愛甲さんが先ほど言語スキルがなくても知性を測れるスケールについて言及されましたが、どんなよりよいものがあっても、とりあえずこれまで使ってきたものを漫然と使い続けるのも行政の特徴でしょう。しかも数値化が好まれる。捌くのに便利だからでしょう。

愛甲さんと同じく神田橋門下である心理士座波淳さんの本『発達障害でも働けますか？』（二〇一九年）を作ったときに、行政がワーク・ライフ・バランスの施策を進める上で目安にしたのが労働時間だったのがまさに「数値化しやすいから」という理由だったことを知りました。実際には職場でのストレスと労働時間は必ずしもリンクしていないことを産業分野で活躍してきた心理士である座波氏も指摘しています。

知的障害においても、現行のＩＱ検査が最良のものではないという状況が続いたとしても、行政が数字を便利に利用するという状況は続くと思われます。

けれどもそれでは測定できない、表せない力がお子さんの中にはある。それこそがお子さんが世の中を渡って行く上での大きなリソースである。それを見抜けるのは行政ではなく、まず一義的に親御さんではないでしょうか。

行政は数字による区分を好む。区別に便利だからである。ゆえに個々の親心には忖度しなくなりがちである。数字は大事ではあるが、数字で表せない能力を見抜くのは親の立場だからこそできることかもしれない。

いったん診断されても一生知的障害と言い切れない時代がやってきましたよ！

浅見　それと日本では悪しき平等主義があります。東日本大震災のとき、避難所でせっかく寄付されたお弁当が配られなかったという話を聴きました。なぜかというと、そこにいる全員分の数がなかったからだそうです。そういう馬鹿らしいことを日本社会はわりとしますね。たくさんの人がおなかを空かしているのだから食べられる人は食べればいいし、自然に分かち合いが生まれたかもしれません。

けれどもデジタルに計算して、全員に行き渡らなければ全員が苦しんだ方がいいというバカげた考えをする人が多いです。良くも悪くも個人主義ではないからでしょう。だから知的障害も治る人と治らない人が出ないように全員治らないことにしているのではないか、という疑問も生まれるわけです。

でも治っている人がいるでしょう。

愛甲　います。

浅見　愛甲さんは支援者にもかかわらず、治っている人がいると認めてくださる。でも意地でも認めない支援者も多いです。理由がわからない。でも私たちは現実の中で治っている人を見てきてしまった。

あるいは発達の仕方や順番が独特で、言葉が遅かったりして知的障害を疑われたけれど結局は優秀な人になったのを見てきてしまった。

三歳半まで言葉がなかったお子さんが名門中学に入りそこで部活の部長をしたりしています。そういうことが現実に起きているんです。

こういう方がいると「誤診だったのでは」とか疑う人ももちろんいます。診断をしたお医者さんがもはや障害ではないと診断してもなお、治った人がいるという事実を認めたくない人も多い。

本当に最初の診断が誤診だったらこれだけ治っている人がいる以上誤診が多すぎますね。そしてそれこそ「うちの子も知的障害と言われたけど誤診かもしれない」という希望を持つ保護者がいても当然じゃないでしょうか。「発達が遅れているとしてもうちの子も伸びるかもしれない」と親御さんが思うのは当たり前ではないでしょうか。いくら専門家と名乗る人たちがそれを否定しても。

治った人の保護者が何をやってきたかをよく見るといいな、と思って治った人の体験を広くシェアできるように「治そう！　発達障害どっとこむ」という場をネット上に作りました。

そして、幼い頃知的障害と診断された人でも人によってはその診断が外れることもあれば、知的に伸びて選択肢を広げているということが誰の目にも見えるようにしておきました。

結論としては「一生知的障害だとは言い切れない時代」が来たようです。

「いったん診断されたら一生知的障害である」と言い切れない時代がやってきた。

知的に伸びてもまだ健常者にならないのなら治そうとする努力は無駄なのでしょうか？

浅見　さて、次の疑問はこれです。

知的に伸びても、元々の知的障害が重く健常域に達しなかったのなら、知的障害を治す努力は無駄なのでしょうか？

愛甲　とんでもありません。

浅見　そうですよね。これも私は、実際に「伸びたけど健常域まではいかなかった人々」を見ていて思います。健常者にはならなかったかもしれないけど、「伸びた」「これだけできるようになった」と言う記憶は親子で共有していますし、幸せそうに見えます。

愛甲　たとえ健常域に達しなくても、治ろうとする努力は全く無駄ではありません。

せっかく生まれてきたのだからその人の力を最大限活かすことが大事です。幸せに生きることが大事です。

浅見　そこで愛甲さんがおっしゃる幸せとは何ですか？

愛甲　生きがいを持って本来の自分らしく生きることです。周囲と協調しながら。それが大事なことです。知的障害があったとしても。

浅見　でも、本来の自分と言うのなら、知的障害がある方が本来の自分という考え方もありではないでしょうか？

愛甲　それは違います。知的障害と認定され施設に送られるとします。そして施設の中では自分でやりたいこと、食べたいものすら選べないこともあります。できるだけ自由度が高い方が楽しく生活できるし、幸せでしょう。私が治るものなら少しでも治ってほしいと願うのは、生まれてきたからには、生きがいのある人生を送ってほしいからです。

浅見　知的障害があるままだと、生きがいのある人生は送れないのですか？

愛甲　そういうわけではありません。

　けれども、受け身的な人まかせの生き方では、生きがい感は生まれてきません。生きがい作りのためには、能動的な人生を送る必要があるのです。

浅見　なるほど。そして「重い知的障害がある」と判断されると、保護の名の下に能動的な人生が送りにくくなりますね。

愛甲　はい。今はだいぶ、地域に生きる環境が整えられつつありますが、私が見てきた重度の方の施設では、利用者たちはお風呂の時間さえ決めることができませんでした。施設で働く方の都合で、午後三時に作業をやめてお風呂に入らなくてはいけないこともありました。

浅見　そこで働く人にも生活がありますからね。

愛甲 生きがいは、自己確立に直結します。指示に従っているだけでは、生きがい感は生まれてきません。自分で選んで決める力、規範を守り頑張る力を養う修行が大切になります。

神谷美恵子著『生きがいについて』（みすず書房／二〇〇四年）を読んでみるといいと思いますよ。生きがいがどれだけ人にとって大切であり、人生を豊かにするかについて丁寧に書かれてあります。生きがいは日本語にだけある言葉ですが、その中には人間の生命の根源につながる重要な意味が込められているのです。

神谷美恵子氏は、ハンセン病（らい病）患者の隔離施設で非常勤精神科医をされた方ですが、そこでの経験から「生きがいについて」考えるようになったそうです。

私も重い障害の人と接するとき、私にとっても相手の方にとっても、たった一度きりの人生ですし、是非生きがいのある人生を送ってもらいたいと思って接しています。援助するというより、お互いの人生がまじわった時間を大事にしています。

知的障害があっても「生きがい」は大事。
「生きがい」は能動的な生活から生まれてくる。

国や自治体からもらうお金は成長よりも大切なのでしょうか？

浅見　「完全に健常者にならなければ意味がない」と考える人たちはきっと、そういうお子さんの「生きがい」ではなく行政の区分を気にしているのだと思います。具体的に言うと、年金の額とか。

　私はどう考えても知的障害がある、言葉で十分に表現できない、って不便なことだと思うので、少しでも知的能力が伸びるのはいいことだと思うのですが、中には重い判定を出すために検査の前の日に寝させないという方策を採る親御さんもいるそうです。しかもそれが裏技として親の会で伝統のように継承されていたり。

愛甲　よく聞く話ですね。

浅見　寝させないで検査を受けさせるとか、明白な虐待だと思うのですが、施設等での虐待には敏感な親の会の中で、なぜかそういう指摘もないようです。でもよく考えてみたら、昔は口減らしに丁稚奉公に出したり飢饉のときに子どもを売ったりしたのだから、親という人たちが子どもをマネタイズすることは人間の本性に組み込まれているのかもしれません。

そこで、重度の知的障害があるとされている人と中度の人の年金差額を見てみました。ある自治体では年にして二〇万円ほどでした。それを多いとみるか少ないとみるかはそれぞれの価値観によって違いますが、とりあえず花風社の読者の皆様をみると、そうしたお金よりは子ども主体で考えている人が圧倒的多数ですから、この本を今手に取っていらっしゃる皆様もそうだと考えて差し支えないと思います。

成長より年金額にこだわる家庭もあれば、成長を何よりも望む家庭もある。どっちを選ぶかは各家庭の自由だが、成長した方が幸せだという方針の人に向けてこの本では提言を行う。

知的障害の人が置かれている世界を想像してみましょう

愛甲　お金に関する価値観は本当にそれぞれですが、年金などを理由に「健常者にならなければ途中まで治っても意味がない」と思う親御さんたちは、重い知的障害のお子さんがどういう世界に生きているか想像してみればいいですね。

浅見　たとえば言葉がないと、自分の快不快さえ言葉で伝えられません。完全な言葉でなくても、せめて伝えることができるだけでずいぶん生きやすくなると思います。だから私は、健常者にならなければ意味がない、とはとうてい思えません。少しでも障害程度がラクになった方がご本人のためだと感じてしまいます。

愛甲　盲聾唖の方と接していたときには、その世界を体験してみました。目を閉じ、耳を塞いでみたのです。そして、こんなに怖いんだ、と実感しました。そうやってご本人の身になってみるといいですね。

そしてどんなに障害が重くてもご本人には希望があるし、それを実現することも可能です。ここでひとつ、私に多くを教えてくれた方のお話をしましょう。

●私に大切なことを教えてくれた人――その1

誰にも告げていなかった夢をかなえたあの人

施設で三〇年間暮らしていた当時五〇代の男性とクッキング活動を一年間行いました。生きがいが持てるようになると自然と笑顔が増えていきます。自分で選んで決められるようになると自分を尊重できるようになって生きる力が育っていきます。これは知的障害の有無に関わらず何歳になっても可能であることをこの方から教えていただきました。

かつて知的障害者更生施設における日常はほとんどが受動的なものでした。起床→朝食→作業→昼食→作業→夕食→就寝とスケジュールが決まっていて、自由に外出することは禁じられていました。

私は当時、施設内の言語療法室で働いていました。この五〇代の男性は文字の読み書きの学習を希望していましたが、何度練習しても覚えることができませんでした。そこでグッドイナフテストで知的発達程度を調べたところ、六歳程度という結果が出ました。六歳程度であればまず、文字の読み書きよりも、コミュニケーション能力を上げる方が現実的なのではないかと考え、クッキング活動を二〇代の女性と三人で始めることにしました。

当初、男性は無口で、話をしたとしても吃音がひどくて何を言っているか理解できませんでした。最初は、お昼ご飯について、何を食べたいか、どこで食べたいかを決めてもらうことから始めました。二人とも初めの頃は、私のうしろをトボトボ下を向いたまま影のようについてくるだけでした。デパ地下に行って食べたいものを選んでもらった時は、一〇分以上待っても下を向いたままで選ぶことができず、周囲のお客さんに迷惑をかけていたこともあって、私が選ぶしかない状況でした。

その後、クッキングメニューを料理本の中から選んで、何を作るか決めて、近くのスーパーマーケットまで買い物に行き、一緒にお料理することを毎週繰り返しました。

何を食べたいか、どこで食べたいか決めてもらう機会を提供し続けた結果、五〇代の男性の知的発達が六歳代から八歳五ヶ月まで上がり、自分から積極的に話ができるようになりました。寮に戻ってからも寮職員をつかまえては嬉しそうにクッキングのことを話していたようです。

この方の夢が「ひとり暮らし」でした。将来の夢をきいたら、絵と言葉でひとり暮らしがしたいと伝えてくれました。

その夢は、私が施設を退職後、間もなく実現しました。ある日、私がデパートで買い物をしていた時、男性とばったり出会いました。話を聞くと、今では知的障害者更生施設を出て、世話人のいるアパートでひとり暮らしをしているということでした。「幸せですか」と聞くと、「幸せです」とほほ笑んで答えてくれました。

主体性を育む機会は日常生活の中にあります！

浅見　素敵なお話ですね。でも今気づいたのですが、お子さんの発達が著しいおうちでは親子でお料理していることがとても多いです。

愛甲　お料理をする前に、まず何を食べたいか決めるところからもう実は主体性の発露になっています。この方のように長年施設で受動的な暮らしをしていると、「決める」という能力すらいらなくなっていきます。けれどもクッキング活動でそれがよみがえったようですね。

浅見　なるほど！　施設ではご飯を出してくれますものね。それは保護としては正しいのだけれど、毎日何を食べるか決めて作っている私たちより脳みそと身体を使う機会は少なそうです。

愛甲　そして自分で手をかけたものが食べられるものに変わっていく。それは心弾むことだったのでしょう。

浅見　どこか専門家のいる療育施設に行くだけではなく、家庭生活そのものが主体性を伸ばす→知的に発達する場になりうるということですね。

愛甲　そうです。そして五〇歳代になっても六歳の知能が九歳近くまで伸びます。そしてそこまで伸びたらできることが増えますよね。六歳（年長から小一）と八歳（小学三年生）では必要な助けが違う。それだけ伸びれば、それだけ自由な生活がしやすくなります。

浅見　たしかに。たとえ健常者にならなくても知的に伸びることは意味があるのですね。他の誰でもない、「ご本人の自由」にとって。

愛甲　その通りです。

主体性は知性を伸ばす。
そのためには「自分で決める」機会を増やすことが大事。
特別な療育の場に行かなくても家庭生活そのものが発達する場になりうる。
伸びた分だけ自由に生きられる。

親の「治るはずがない」という気持ちは治るのでしょうか？ 治さなければいけないものなのでしょうか？

浅見　愛甲さんが関わった五〇代の方は、ひそかに「施設を出てひとり暮らししたい」という夢を抱いていたのですね。でもたぶん、支援者は誰も夢なんかきいてくれなかったと思います。愛甲さん以外。

すでに実年齢が五〇代で知的には八歳代とか、そういう知的発達の大人に「将来の夢は？」なんてきかないのが支援者だと思います。それをきくだけで愛甲さんが稀有な支援者であることがわかります。そしてそれは愛甲さんが障害の有無にかかわらず相手を人として対等にみていらっしゃるからですね。

だからこそ夢があればかなえてあげたいと思うし、治るものなら治ればいいなと考えていらっしゃる。

その方法の一つが主体性を育てることなのですね。

愛甲　そうです。

主体性を発揮できるようになると、知的に発達する。

そして愛甲さんは、愛着障害と主体性をかなり関連付けて考え、セラピーしてこられた。

前著『愛着障害は治りますか？』のあとがきにこう書かれていますね。

＊　＊　＊

私には長いこと愛着障害がありました。

得体の知れない自己不全感がつねにありましたが、それが胎児性の愛着障害からきているることを知ったのは、神田橋先生から胎児性トラウマの治療方法を教わってから後のことでした。

＊　＊　＊

そしてこうも書かれています。

私は長いこと人の指示に「従う」人生を歩いてきました。両親から女性は生涯「よい子」でいることが美徳と叩き込まれたことが影響していたのかもしれません。

村瀬先生が言われる「時所位」とは時や場所柄や立ち位置を踏まえて柔軟に対応していくことなので、主体性が獲得できていない者に「時所位」を実践することは不可能です。

私は長いこと主体性のないまま生きてきました。

＊　＊　＊

＊　＊　＊

つまり愛甲さんにとって、愛着障害の治療とは「主体性の獲得」なのですね。

愛甲さんご自身、ご自分の愛着障害を――お仕事を通じてでしょうか――乗り越えていらしたのですね。いわば愛甲さんにとっても主体性は後付けで獲得したものだった。

愛甲　過去の歴史を見ると、多くの人にとって、自分の進路を自分で決めることが許されない時代が長かったですね。見捨てられてしまうと生きていけない支配の中で生きてきたことがとても多かった。

浅見　自分の考えを持てる人はごくわずかでしたね。個人より家が大事にされたり。わずかな金と引き換えに親に売られて境遇が変わったり、職業が生まれながらに決まっていたり、結婚相手を自分で選べない方が普通だったり。

愛甲　そういう時代には、愛着障害は当たり前でした。というか、愛着障害でなければ生きていけなかったとも言えるかもしれません。

愛着障害の人にとっては、自分で自分の道を選ぶのは苦痛なのです。命令に従っている方が、本人にとってはラクなのです。

けれども、もう今はそういう時代ではありません。主体性を育て、自分で選んで決めてやっていく。

それができないと幸せな方向には向かえない時代になりました。人のいいなりではなく。人のいいなりの方がたしかにラクなんですけどね、主体性が育っていない人にとっては。

浅見　いいなりといえば、発達障害に関して医療ができることがこれほど少ないのに、そして器質的な診断も受けている人が少ないのに、なぜ一部（というか大部分）の医者が言う「一生治りません」を真に受けることができる人がこれだけ多いのか、私などはそこが不思議で仕方ありません。神田橋先生が「治らないという考えは治りませんか？」と一〇年前におっしゃいましたが、今になってその言葉の深さを実感します。これは専門家だけではなく親御さんたちにも言えるのではないでしょうか。

一部の親御さんたちの抱える「治るはずがない」という絶望の気持ちは治るんでしょうか？

ある講演のとき、愛甲さんと同じく神田橋門下の心理士の先生に「将来福祉枠の外で生きてほしい」という願いを相談された方がいたのです。そしてそのために真っ先に乗り越えなければいけない障壁は「親仲間」の「頑張っても無駄よ」というお節介な忠告だったりするのですよね。

愛甲　お医者さんが治らないと言ったら治らないと思っている方がラクだから、親御さんにまだ主体性が育っていないと「治らないんだ」と思うかもしれませんね。

浅見　かつて縦関係の支配の中で、上の人が言ったことは絶対だったように、「治らない」と言われると信じてしまうのですね。

愛甲　はい。それに、自分の愛着のヌケを埋めるためには子どもが独立した個人ではなくペットでいてくれた方がありがたいかもしれません。

浅見　ペットとは？

愛甲　世話をする対象です。ずっと世話をする対象でいてほしいという気持ちもひょっとしたらあるかもしれません。自立されたら寂しくなってしまう。子どもの幸せを考えたら少しでもよくなったほうがいいのだけれど、それより自分の寂しさを埋めることを優先させてしまう。

浅見　だったら、そういうことがない人がこの本を読んでいると前提しましょう。子どもに少しでも治ってほしくない人は『知的障害は治りますか？』などという本を読まないでしょう。

愛甲　そんなことはないと思いますよ。

浅見　なぜですか？

愛甲　愛着障害が重い保護者も変われますし、愛着障害も治りますから。その気になれば。そこは、子どものためにも親が成長しなければいけないところですけれど。自分で自分のことを決める主体性を獲得しなければ。

　親も、自分自身も幸せになりたいし子どもにも幸せな人生を歩んでほしい、そう願えるようになるのは可能ですよ。子どもをペットとしてとらえている限りは難しいですが。

　親と子は違う人間で、それぞれがそれぞれの人生を歩むのだということを忘れてはいけませんね。親御さんが治らなくていい、と思っていても、ご本人がどう思っているかはまた別の話ですからね。

浅見　では一方で、ご本人が治りたいとは感じていないのに治ってほしいと親が勝手に思ってしまっている危険はないでしょうか？　それも親の意向が強すぎる危険はないでしょうか？

愛甲　「治ってほしい」と願う親御さんは、未来を見ていると思います。

浅見　未来を見ている？

愛甲　はい。親御さんはどうしても、先に亡くなることが多いですね。それが普通の順番ですね。その中で未来を見れば、自分が手厚い保護ができなくなったときなんとか少しでも自立度が高くなっていればいいな、と希望を持つのは当たり前のことだと思います。

　もし、たとえば年金がもらえるなどの理由で「治ってほしくない」と思っている人が本当にいるのなら、その人たちは目先を見ていて、未来を見ていないのでしょう。障害者というレッテルを貼られてあきらめてしまったのでしょう。

先ほど言ったように、知的障害を治していって、健常者にならないと意味がないのか？　というとそうではありません。なぜなら少しでもよくなった方が不自由な関係の中で生きていかずに済むからです。

完全な健常者を目指す必要もないし、たとえ途中でも治れば治っただけご本人の自由度が増します。

そしてこれまで花風社がやってきた身体アプローチが、ここでも効果があるはずです。身体アプローチは、神経発達の目詰まりを取るからです。


「治したくない」「治るなんてありえない」と思うのは親の方にまだ縦関係を脱するだけの関係性の発達がないから。治ったら治った分だけ自由に生きられる。そして少しでも治ると、子どもの関係性構築能力もまた発達する。

医療・福祉・教育そして家庭。それぞれの役目を「弁える」のが大事

愛甲　知的障害は、社会生活における適応の度合いによって重くもなれば軽くもなる障害です。先ほども言いましたが、DSM—5では知的障害が神経発達症の中に入れられていることから、知的障害も発達障害と同じ神経発達症ということになります。知的障害が神経発達症であるということは、知的障害者も発達することを意味します。神経には可塑性があり、発達するからです。

社会福祉の世界では、障害のある人には支援が必要であるとされ、就労支援、生活支援、経済支援などが行われます。教育の世界ではノーマライゼーションやインクルーシブ教育など健常児と障害児を分け隔てることなく教育していくことを目標に個に応じた指導が行われます。医療の世界では、障害のある人には薬が処方されて二次障害への介入が行われます。

それに対して花風社が目指してきたのは、神経を発達させて不具合をなくし、発達障害（神経発達症）を治すことですよね。発達障害を治すのは、医療や教育や福祉ではなく、

あくまでも本人や保護者です。

浅見　つまり

・行政は知的障害の人を支援の対象と見る。
・教育はアセスメントしてふさわしい教育を授ける。
・医療では二次障害に介入する。

のであり、そのためには数値化やレッテル貼りが便利。そしてそれが静的な状態像とみる方が彼らには手続き的に便利。

　でも知的障害は必ずしも静的な状態像ではないということですね。

愛甲　そうです。

浅見　愛甲さんは前著『脳みそラクラクセラピー――発達凸凹の人の資質を見つけ開花させる』（花風社／二〇一三年）の55〜56頁にかけても、最重度とされていたけれどもパソコンで日記を書くまでに発達した方のことをご紹介してくださっています。しかも成人期になってそこまで伸びた。

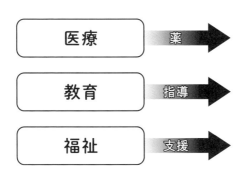

長く施設の中で暮らしている人だと知的に伸びてもいきなり健常者として世の中に出ていくことは難しいかもしれません。けれども表情もなく他人と関わりのなかった状態から、パソコンで自分の気持ちをつづり愛甲さんをみかけたら挨拶する状態になった。ご本人の世界が広がったのは事実だと思います。

愛甲　先ほども話に出した『自閉症革命』もそうですし、『統合失調症を治す――栄養療法による驚異的回復！』（A・ホッファー＝著／大沢博＝訳／第三文明社／二〇〇五年）など統合失調症が治るという本を読んでいても、結局治るということは「脳の状態が健康になる」ということだとわかります。それが大事なところです。知的障害があってもなくても、脳の健康が大事だというのが、治すことを模索している研究者たちの意見です。そうなると、身体へのアプローチは大切ですね。身体の弛緩を自由にする金魚体操などの運動、快食・快眠・快便に気をつけること、そして化学物質や栄養バランスに気をつけることが脳の健康をもたらします。

そしてそれは、家庭でできることが多いのです。

「脳が健康になる」ことは大事だと、治すことを研究している海外の研究者たちも言う。

その結果知的に伸びることがある。

そのための方法は、家庭でできることが多い。

子どもの頃遅れを指摘されたけれども健常域で働いている人たち

浅見 これまで「知的障害が重かった人」が「知的に伸びた」例をお話いただきましたが、元々の知的な障害が軽い人の場合、健常者として生きていくことになることもあるのですよね。

愛甲 あります。

浅見 そういう方のストーリーもお話しいただけますか。

愛甲 了解しました。では、子どもの頃は発達の問題が指摘されたけれども、大人になって才能を活かしている人たちのストーリーをお話ししましょう。

●私に大切なことを教えてくれた人――その2

個性を保ったまま課題を乗り越え健康な働く大人になった人

四歳の時に児童相談所で会っていたお子さんと、この方が高校生になった時に再会しました。私が児童相談所で三歳～四歳まで対応させていただいた方でした。四歳になっても発語がなく、軽度の知的障害があると考えられていました。

高校に入学してきた時、お子さんはりっぱな青年へと成長していました。高校生になってもコミュニケーションが苦手でひとりでいることを好む性格は変わっていませんでしたが、お母さまから児童相談所で私が担当だったことをお聞きし、幼かった頃のその方の姿を思い出すことができました。私はその時、高校でカウンセラーをしていました。

自閉スペクトラム症のお子さんの中には、コミュニケーションがうまくいかなかったり、こだわりが強かったり、集団遊びが苦手だったり、感覚過敏があったり、協調運動が苦手だったりと、諸々の特性を持つ方がいます。青年はこれらの特性すべてを持っていましたが、高校生活を楽しんで送ることができました。学年が進むに従って大勢の前で発表ができるようになっていきました。中でもプログラミングが得意だったので、将来はプログラマーとして働きたいと希望していました。

この高校は進学率も就職率もよい学校でした。そのため定期試験（中間試験、期末試験）やレポート課題にも力を入れないと進級することができません。青年は困難を乗り越えで無事卒業し、今、プログラム関係の会社で働いています。

その方とはクッキング活動も行いました。

クッキング活動は発達障害のある生徒さんの社会性やコミュニケーション能力を育てることを目的にした活動です。この時は、浅見さんの提案で肉野菜炒めランチを作りましたね。肉野菜炒めは簡単にできてしかも栄養満点。彼も作り方を覚え、家でも作るようになったようです。お母さまが寝込んだ時に彼が肉野菜炒めを作ってくれたと話していました。

●私に大切なことを教えてくれた人――その3

親御さんに真価を見極める力があった方

小学一年生の男の子が授業中に家に帰ってしまうということで、校内で大きな問題になっていました。当時、発達障害のことがまだよく知られていなかったこともあって、先生方はそのお子さんにどう対処したらよいかわからずにいました。ちょうど私がスクールカウンセラーとして赴任したばかりの小学校での出来事でした。

カウンセリング初日、男の子は画用紙に向かって鉛筆で意味不明の整った絵を描き始めました。描き終わると私の手をとって相談室を出ていき、一階、二階、三階の端から端まで歩いてから最後に相談室に一緒に戻ってきました。男の子は絵の中の小さな四角を指さして「今、ここにいる」と言いました。その絵は小学校の建物内の地図だったわけです。教室も職員室も体育館も階段もすべてが正しい場所に描かれていました。私は幼い子どもがこのような正確な校内地図を描くということに感動して心が震えたことを覚えています。

お母さまの話によると、男の子は、はじめて言葉が出たのが三歳過ぎと遅かったこと、他の子どもとは遊ばずにいつもひとりで遊んでいたこと、こだわりが強くて一番にならないとかんしゃくを起こしていたということでした。

当時発達障害に関する知識はさほど行き渡っていませんでしたが、発達に課題があることに気づいた学校関係者から専門機関を受診するよう勧められてもお母様は、「この子を変人として育てます」と言い放って病院に連れていこうとはしませんでした。その後、学年が上がっても男の子は母親が言っていたように、テストで一番が取れないと教室から飛び出して大声で泣き叫ぶことを繰り返しました。教室内でハサミを振り回すこともありました。中学二年生まで授業途中で家に帰っていて、担任が自宅方向に向かう姿を見届けてから母親に電話するようにしていました。

高校でもいろいろあったようですが、無事大学に進学してひとり暮らしを始めました。家族と離れて生活したことが彼を大きく成長させたようです。大学卒業後、彼は建築士を目指して建築事務所で働くようになりました。

神田橋先生が「幼い頃の遊びの中に資質が隠れている」と言われるように、彼には小学一年生の時にすでに建築士の資質が見え隠れしていたようです。建物を見ると見えない部分の構造もすべて手に取るようにわかるそうです。小学校、中学校、高校と紆余曲折はありましたが、言葉の遅れがあった男の子が今では立派な建築士になったというお話です。

薬や療育は本当に必要なのでしょうか？

浅見　変人として育てる、と言い切ったお母様の覚悟がすごいですね。他人がどう言おうと、この子はこの子なりにやっていける、というきっぱりとした展望。特別支援教育が制度化される前の方がこういう自由を親御さんが発揮できたかもしれません。

発達の順番が他の人と違っているがゆえに一見発達に遅れがあるとされてしまう人も多いのでしょうね。その背景には後の職業で生きるような、特別な才能が隠れていることもあるかもしれないのに。

そして他の子と発達の順番が違うと、教室にもいるのがつらいかもしれません。それが行動面に現れてしまうこともあるのですね。

愛甲　そして行動面に現れると薬や療育を勧められます。それは当時からそうでした。

浅見　なるほど。

愛甲　この方のように、大器晩成というか、小さい頃は周囲の手を煩わせたけれどもきちんと働く大人になる人は結構います。だいたいそういう人を見ていると、親御さんが覚悟を決めているんですよね。そして療育や薬に頼り切っていない方が多いです。

藤家寛子さんの『断薬の決意』(花風社/二〇一九年)を読んでも、薬という化学物質が神経発達を抑えていることがわかります。必要な方の服薬を止める気はありませんが、花風社の読者の方々が実践しているように薬より先にできることを探すのも大事だと思います。

浅見 教育現場を含む支援側にとっては、究極的にはその子の人生は他人事なので、提言の内容が親御さんの希望とかけ離れることもありますね。ある親御さんは医者から、実に気軽な感じで中枢神経刺激剤を勧められたことがあるそうです。「副作用として食欲はなくなりますが」と説明を受けたそうですが、成長期の子どもにとって食欲がなくなることがどれほど重大かわかっていないような医者の態度にびっくりしたそうです。

今は発達障害のお子さんの親御さんの多くが、極力薬物を使わない知見を求めています。それが当然の親心だと思いますが医療側があまりにそれに無頓着だし学校は先々のことまで考えないで安易に薬を勧めることもあるようですね。最近は薬がなくてもイライラを行動化しないための身体アプローチが各種ありますから(参考文献『自閉っ子の心身をラクにしよう!』『自傷・他害・パニックは防げますか』)、このお子さんも今ならハサミを振り回さなくてもよかったかもしれません。

愛甲 療育を全否定するものではありませんが、それに頼り切りにならないおうちは強いです。「自閉症」「ADHD」等のカテゴリー診断をしてカリキュラムに沿った訓練を施すというやり方では埋められない発達のヌケがあります。むしろ、一対一の関係を起点として家庭でこそ埋めていくべき発達のヌケなのです。そのヌケが埋まると知的にも伸びていきます。幼いときに知的障害と言われたけれども大人になって健常者の世界で働いている人は、薬や療育漬けになることを選ばなかった人たちであることが多いです。

発達の順番がちょっと変わっているだけで家庭での育ちに「カリキュラム」が介入するとその人のいいところが伸びないような、そういう印象を持ってしまうことさえあります。

浅見　専門家による療育は必要な場面もあり、長所もあるのでしょうが、あまりに療育の大切さが強調され当たり前の家庭生活がないがしろにされていて、かえって障害が重くなっているケースも散見するような気がします。

そこで親御さんが主体性を持って未来を思い描けるのは、やはり強さだと思います。親バカかもしれません。でも神田橋先生も親バカこそ最高の子育てだとおっしゃっていますよね。

愛甲　はい。よくおっしゃっています。

服薬より先にできることがないか探す方がよい。
一対一の関係を起点とし、家庭で発達のヌケを埋めると、問題行動もなくなり、知的にも伸びることが多い。

まとめ

浅見　まとめてみます。

・知的障害が少しでも軽くなるのは「本人にとって」よいことである。なぜならそれだけ自由に生きられるから。
・知的障害が治るためには、親にも子にも主体性が大事。
・未来を思い描く力は大事。

愛甲さんが五〇代の方に「将来の夢は?」ってきいたのは未来を思い描く力があったから。建築士になった方のお母様が「変人として育てます」と毅然とおっしゃって薬や療育に身を委ねなかったのは親として主体性があったから。

私も五〇代になりました。そして今の私に「将来の夢は?」ってきく人っていません。

愛甲さんはやはり稀有な方です。

実年齢五〇代、発達年齢八歳の方に「将来の夢は？」ときいてしまう愛甲さんの支援って素晴らしいと思います。未来を見ていますもの。

皆さんもどんどんまねすればいいなあ、と思います。

PART 2

未来への希望を親子で養う

親の中で、子の中で、未来を思い描く力はどうやって培われるのでしょうか？

浅見　知的障害を含む神経発達症を治す土台には、「未来を思い描く力」があるとわかりました。

障害のあるご当人の側に、保護者であれ、愛甲さんたちのような支援者であれ、未来を思い描く人がいるかどうかが運命を大きく分けてしまうのだと感じます。

医療や行政に助けてもらうからといって、治らないことを前提とした制度の中で無自覚に生きている人たちのいいなりになっていると治るものも治らないのですね。

主体性が発揮できないで人のいいなりになり、本当の望みに気づかない状態が愛着障害のひとつの現れ。でも愛甲さんはその愛着障害も治るとおっしゃった。

愛着障害が治るのなら、未来を思い描く力もまた養えるものなのでしょうか？

愛甲　未来を思い描く力はやはり、夢中で遊ぶことを通して培うものなのです。

なぜなら、遊びにはファンタジーが伴うからです。

浅見　たしかにそうですね。やはり遊びってとても大事なのですね。

実は、前述の花風社愛読者コミュニティサイト「治そう発達障害どっとこむ」は、二〇一九年の夏前に立ち上がりました。グッドタイミングでした。夏休み、読者の皆さんが各家庭で遊んだ様子がウェブ上で共有できたからです。本当に皆さんよくご家族で遊ばれていました。海や山や博物館などにお出かけした人も、帰省した人も、家で遊んでいた人もそれぞれいましたが、とにかく親子で楽しんでいました。

これまで発達障害のあるお子さんの夏休みは親にとって大変なものとされ、なるべく預けるところを確保したいというのが親御さんたちの願いでした。けれども「治る時代」に入った保護者の方たちはむしろ「親子遊びが楽しい。ずっと夏が続けばいいのに」とおっしゃっていました。

でもずっと夏が続くわけもなく、お休みは終わるわけですが、そのとき夏に遊びきっていた人は誰も不登校とかしないんですよね。遊びきると学校に行くのかな、とか思いました。

愛甲　夢中で遊んだことで親子ともに健康になれたのだと思います。そして愛着障害も治りますよね、遊びを通じて。子どもは親御さんに察してもらう体験を通して養育者（絶対的信頼）を内在化し、心の土台を作っていきます。存分に親子で遊んで、心の中に絶対的信頼が根づくと母子分離不安がなくなります。そうすると学校に行けますね。よく遊んですっと学校に行く。

親御さんにとってもお子さんと存分に遊ぶことが心の土台の再構築につながることがよくあります。それは親子遊びを通して親御さんの方の二者関係の脆弱性が強化されて、親御さんの愛着障害も治っていくからです。親御さんの身体がラクになり、内側に羅針盤ができると、親と子が違う人格であること、子どもには子どもの人生があること、たとえ知的障害があっても自己肯定感が必ず育って力強く生きていけるということが自然と理解できるようになっていくはずです。

これはエリクソンの精神的発達過程図式です。乳幼児期の中核的病理として、乳児期にひきこもり、幼児期初期に強迫、遊戯期に制止とあります。中核的病理というのは、乳幼児期に表出するものではなく、青年期以降に現れる症状のことをさします。

基本的信頼よりも基本的不信が

精神的発達過程

発達段階	心理・社会的危機	重要な関係の範囲	中核的病理
Ⅰ 乳児期	基本的信頼 対 基本的不信	母親的人物	引きこもり
Ⅱ 幼児期初期	自律性 対 恥、疑惑	親的人物	強迫
Ⅲ 遊戯期	自主性 対 罪悪感	基本家族	制止
Ⅳ 学童期	勤勉性 対 劣等感	近隣、学校	不活発
Ⅴ 青年期	同一性 対 同一性の混乱	仲間集団と外集団 リーダーシップの 諸モデル	役割拒否
Ⅵ 前成人期	親密 対 孤立	友情、性愛、競争、 協力の関係における パートナー	排他性
Ⅶ 成人期	生殖性 対 停滞性	（分担する）労働と （共有する）家庭	拒否性
Ⅷ 老年期	統合 対 絶望	人類、私の種族	侮辱

非常に大きいとひきこもり症状が現れますし、自律性よりも恥・疑惑が非常に大きいと強迫症状が現れます。また自主性よりも罪悪感が非常に大きいと衝動性をコントロールできない症状が現れます。

発達障害があると、脳内ネットワークのバランスが悪いことから過敏性などが原因でアタッチメント（愛着）形成不全が生じ、基本的不信が大きくなったり、トイレットトレーニングがうまくいかなくて自律性よりも恥・疑惑が大きくなったりしやすいわけですね。そのため思春期以降にひきこもりや強迫症状が現れることがあります。

浅見　この図はわかりやすいですね。何をし残すとどんな症状が出るか。

愛甲　そうなんです。

浅見　遊びの中で発達していくって本当なんだなあ、と令和初の夏休み、読者の方たちのご家庭の様子をみていて思ったのですがやはりそうなのですね。

愛甲　遊び中心の心理療法に遊戯療法があります。専門家の中にはエビデンスレベルが低い、と遊戯療法を軽視する方がいることも事実です。遊戯療法は子ども主体に行われる精神療法（心理療法）なので検証が難しく、認知発達よりも関係性を育む療法であることから、臨床家にはレベルが低いと見なされることもあります。けれども、子どもが遊びを通して発達していく存在である限り、遊戯療法でしか埋められないヌケがあるのも事実なのです。夢中で遊ぶことで発達課題のヌケが埋まっていきますので、知的に発達することもよくあります。

遊びは主体性を育みます。大人から指示された遊びは本来の遊びではないので、子どもは自分でやりたいことを選んで決めて遊び込んでいきます。多少困難があっても乗り越えて遊びの世界を広げていきます。そういったことから幼少期にとことん遊んだ子どもは、何か困難があっても粘れる人になります。これはひとり遊びでも二人遊びでも集団遊びでもよいのです。

親御さんがお子さんと一緒にワクワク遊ぶことで、お子さんの関係発達を促進し、自己肯定感を高め、レジリエンス（生きる力）が育っていくのです。

大人になってガソリン切れ（抑うつ）を生じた時、子ども時代に遊んだ思い出が助けになることがよくあります。大人にとっては無駄だと思われる遊びでも子どもにとって魅力ある遊びであればよいのです。どろんこ遊びや水たまり遊びをやっていた時のワクワク感、かくれんぼうで鬼に見つかりそうになった時のドキドキ感、草原に寝転んで雲の形を何かに見立てて遊んだホカホカ感など、無駄な遊びは子どもたちの底力になっていきます。

親子で遊ぶ
↓母子分離不安が双方になくなる↓思春期以降に症状（自己治療）が出なくてもすむ

▼子ども↓学校に行くのが不安でなくなる↓生きづらさがなくなる

▼親↓親子が違う人格であり、たとえ知的障害があっても子どもは子どもなりの未来を生きることを受け入れられるようになる。家族を癒してくれるペットではなく、ひとりの人格を持ったかけがえのない存在と見なせるようになる。

大人と子どもが遊ぶことの効果

愛甲 私は、お子さんのありとあらゆる問題行動が遊戯療法できれいになくなってしまうことについて長いこと不思議に感じてきました。この本を作るにあたり、改めて大人が子どもと遊ぶ意義について考えてみました。

子どもと大人が一緒に遊ぶことで、次のような効果が期待できます。

1 信頼できる特定の他者（養育者）との絆の再構築←→愛着形成不全の解消。
2 関係性（社会性）の発達促進。
3 大人側の愛着形成不全の解消。
4 安心・安全の内在化（安心・安全の土台づくり）。
5 ファンタジーの共有による情緒の安定。
6 衝動性のコントロール。
7 劣等感が小さくなって自己肯定感が大きくなる。

8　察してもらえたことで充足感が生まれる。

遊戯療法で何故ほとんどの子どもが治ってしまったのか長い間疑問だったのですが、以上のような理由があったからだと気づきました。

そしてお子さんのファンタジーの世界を大人が共有することが、知的発達の伸びにもつながることがわかりました。

親子でファンタジーを思い描き、共有することが、知的発達につながる。

愛甲　子どもには発達段階に適した遊びがあります（89頁参照）。大人は子どもの気持ちを察して、子どもが自分の気持ちを言語化できるように助けます。子どもの甘え袋は小さいので、大人が子どもに甘え続ける（暴力・暴言やネグレクトの他、着せ替え人形やペットのように自分の愛着の欠けを埋めるための道具として子どもを不適切に取り扱う）ことは、子どもの甘え袋を枯渇させてしまうことにつながります。親が幸せでないと、子どもは親をどうにかして幸せにしてあげたいと無理を重ねてしまうことから、実はこれも子どもの甘え袋を枯渇させてしまう原因にもなるわけですね。そのため大人の指示命令に従い続けてきた子どもや暴言・暴力に苛まれてきた子ども、親の幸せを願うあまり親を支え続けてきた子どもは、将来、愛着障害を抱えることになります。

子どもは、ほどほどの親御さんの愛情を必要としています。溺愛は子どもの主体性を奪いますし、虐待は子どもの人格を踏みにじります。先人の知恵に学びつつ、周囲の力を借りながら、ほどほどにいい親でいればよいのです。そうすることで、子どもは自然に本来の遊びを展開できるようになります。

子どもの発達を年齢だけで考えるのではなく、発達（関係性の発達）年齢も含めて考えると、「どうしてお友だちができないのだろう」とか、「どうして親とばかり遊びたがるのだろう」といった疑問が解けるはずです。

浅見　でも、そこにも一つ問題があります。

コンディショニング講座で全国を回っている栗本啓司さん（『自閉っ子の心身をラクにしよう！』等著者）からも、あるいは教育現場にいらっしゃる身体アプローチに詳しい先生たちからも、こういう声が聞こえてくるのです。

「もう親御さんの世代が身体を使った遊び方を知らない」と。

親が身体を使った遊びができない人もいれば、極端に言うと親がいない人もいるでしょう。

そしてもう親元を離れた人もいます。

遊びの
発達ピラミッド

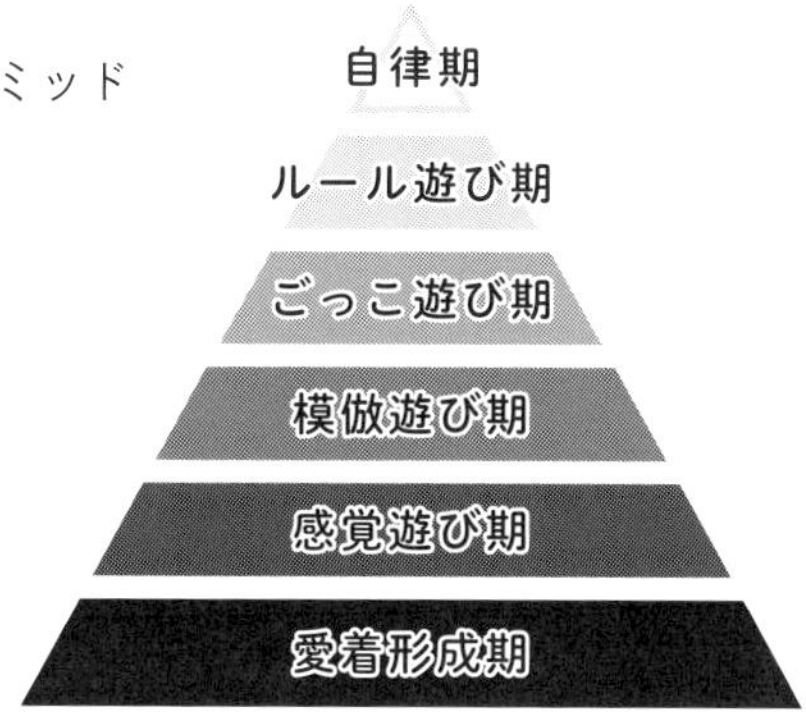

【愛着形成期】
母親と赤ちゃんの間で形成される絆であり、最強のセーフティーネットとなる。

【感覚遊び期】
赤ちゃんのガラガラ遊びは聴覚を中心とした遊び、メリーゴーランドは視覚を中心とした遊び、「高い高い」や「毛布ブランコ」は固有受容覚や前庭感覚を中心とした遊び、指しゃぶりは嗅覚や味覚を中心とした遊び、自傷行動は固有受容覚や前庭感覚を中心とした刺激遊びである。

【模倣遊び期】
養育者のまねをして遊ぶ。例えば、鏡台の前に座って口紅を塗ったり、お料理をしている様子をまねたり、日常の様子をまねる。

【ごっご遊び期】
お母さん役、お父さん役、赤ちゃん役、お姉さん役などを決めて、それぞれが役になりきって遊ぶ。テレビのヒーローやお姫様などになって遊ぶこともある。

【ルール遊び期】
おにごっこ、だるまさんがころんだ、すごろく、トランプなどルールのある遊びができるようになる。

【自律期】
がまんができるようになる。己の身体と気持ちを律することができるようになる。

＊『愛着障害は治りますか？』愛甲修子＝著より

そういう人はどうすればいいのでしょう。

愛甲　塾やおけいごとに追われ、ゲーム遊びしかしてこなかった親御さんにとっては、身体を使ってお子さんと遊ぶことは難しいかもしれませんね。その場合は、お子さんと一緒にお散歩されることをお勧めします。できれば自然が残っている場所がよいですが、そうでなくてもよいです。一緒にお散歩すると、同じ風景、同じ音、同じ匂いなどを共有することになるからです。これも身体を通した共有体験になるので、お子さんとお話ししながらお散歩されるといいと思います。

子ども時代を過ぎて青年期、成人期に入っている方の場合は、「得意なことを伸ばす」遊びをされるといいです。「得意なことを伸ばす」ことで己の凸凹が磨かれ、社会に貢献できるようになるからです。

それから遊ぶのは、別に本当の親御さんでなくても、信頼できる特定の他者が遊び相手になれれば誰でもよいのです。私は親から離れて育つお子さんの支援もしたことがあります。そして、遊びがそれぞれのお子さんの発達課題に特化した展開になることに気づきました。私は本当の親ではありませんが、相手の気持ちを察しつつ、協同して夢中で遊ぶことで、相手の生きづらさが解消していきました。

遊びにも発達段階がある。
親の方にその発達の遅れがある場合もある。
そういうときは一緒に遅れを取り戻していけばいい。
成人の場合は得意なことを伸ばす遊びをするといい。

遊びを通して未来を夢見る力を養う

愛甲　乳児院から知的障害児施設に入所し、そこで暮らすようになった子どもたちとの触れ合いの中で気づかされたことがあります。それは遊びの中にファンタジーがひとつも存在していないということでした。

浅見　そこで言うファンタジーとはなんですか？

愛甲　ファンタジーというのは、「ファンタジー的雰囲気」とも言い換えることができます。ぬいぐるみはお母さんがわりのファンタジーですし、ごっこ遊びはすべてファンタジーです。

浅見　ああなるほど。だったら私たちが子どものときに親やお友だちと遊んだ中には、ファンタジーがたくさんありましたね。

愛甲　そうです。けれども施設の子どもたちの遊びにはファンタジーが欠けていました。その理由は、生まれ落ちてすぐに乳児院での集団生活を余儀なくされたことから、養育者との一対一のスキンシップを含んだ「ここちよさ」のやりとりの経験が乏しかったことでした。

浅見　なぜスキンシップ、「ここちよさ」のやりとりの経験が乏しいとファンタジーが育たないのですか？

愛甲　愛着形成上に大きな欠けが存在していたことは想像できますよね。

浅見　はい。

愛甲　まず、大舎性の施設で育った子どもにはお母さんごっこはできません。お母さんの役割を学んでいないからです。お母さんが食事を作ってくれる姿や絵本を読んでくれる姿が想像できないのです。

浅見　たしかに、家庭の雰囲気を知らない子どもにおままごとは難しいですね。

愛甲　そこで私がやったことは、リアル遊びでした。

浅見　リアル遊びとは？

愛甲　私がお母さん役をやります。子どもには自由に遊んでもらって私がお母さん役に徹します。家庭ではなく施設なので、空間と時間の制約はありましたが、毎週子どものために手作りおやつを作っていました。おやつを作っている時の心地よい匂いや音などが子どもたちの五感を通して心の栄養になると考えたからです。

お母さん役の私が「おやつですよー」と言うと、子どもが嬉しそうに席に着きます。「いただきます」をして、おやつを一緒に食べて、かくれんぼうをしました。子どもは、はじめの頃は上手に隠れることができませんでしたが、そのうちにしっかり隠れられるようになりました。しっかり隠れられるようになるということは、必ず探してもらえるという安心感が根づいたことを意味します。かくれんぼうができるようになると、子どもの遊びの中にファンタジーが入り込むようになりました。ファンタジー遊びができるようになると、大人っぽくて可愛らしさが欠如していた子どもが、愛くるしい子どもらしい子どもへと変わっていきました。

浅見　「見守ってくれる」存在が出てきたことによって子どもらしくなれたということですか。

愛甲　そうですね。でもそれだけではありません。自閉症の子どもは大人っぽいですよね。それは赤ちゃんの時から自立しているからです。とくに乳児院から知的障害児施設に来た子どもたちの場合は、早期に自立することを求められてきました。誰の助けも借りずにひとりでなんでもできるのが良いことだとされてきたからです。信頼できる特定の他者が不在のまま早期に自立させられた子どもは大人になるのに苦労します。子どもたちが子どもらしくなれたのは、それまでは許されなかった子どもとしての自分をまるごと受け入れてもらったこと、かくれんぼう（自分を探してくれる愛着対象を信頼する遊び）ができたことで、欠けていた発達課題を多少なりとも満たすことができたからだと思います。

浅見　なるほど。

愛甲　本来、知的障害の有無に関わらず、子どもは愛されるべき存在です。そして無駄な遊びができるように大人は見守り一緒に楽しめることが大切です。無駄な遊びを夢中でしている時の子どもは幸せそのものです。子どもは大人に命を守ってもらう必要があることから、危険がないよう大人が注意を払うことも大切です。子どもは大人に見守られながら夢中で遊び込んでいくなかで自らの発達課題を満たしていきます。

浅見 大人の目から見て無駄なことをしていても、安全確保を心がけつつ、それを温かく見守るということですか？

愛甲 例えば、どろんこ遊びや水たまり遊びは、大人の目から見ると無駄な遊びかもしれませんが、子どもの目から見たらどうなのかということを想像してみることが大切です。大人は洋服や手足が汚れることをまっさきに考えがちですが、子どもはどろんこや水たまりといったお母さんの子宮内で過ごした懐かしい太古の地球の海に似た環境下での遊びに夢中なのかもしれません。理由はよくわかりませんが、どろんこ遊びや水たまり遊びには子どもを魅了する何かがあるのでしょう。

子どもを見守ってくれる存在がいてこそ子どもは子どもらしくなれる。
「名も無い遊び」の中に発達の機会がある。

知的障害があっても、反抗期は必要

愛甲　また、子どもが自分で選んで決められて、嫌なことは嫌だと言える主体性を獲得していくためには、大人への反抗（イヤイヤ期と思春期の反抗期）が不可欠です。

浅見　なるほど。イヤイヤ期は主体性の獲得に必要ですが、それは知的障害があってもそうなのですね。

ならば、集団より家庭での方が主体性が育ちそうですが。

愛甲　集団生活では、反抗が許されないことが多いわけですが、養育者には子どもの反抗期を喜べる度量を持っていただきたいと思います。

浅見　家庭ではともかく、子どもを「管理」する場では現実的に難しそうですが。

愛甲　でも、いずれは大人になっていく子どもたちです。自分らしく粘り強く幸せに生きていってもらいたいと願うのであれば、安心して反抗できる時期が必要です。それを知的障害児施設の子どもたちから学びました。

浅見　安心して反抗できる時期があれば、知的な発達にいい影響があっただろうということとですか？

愛甲　そうです。

浅見　逆に言うと、愛甲さんの目から見て、知的障害の方に反抗期、イヤイヤ期が足りなくなりがちだということですか？

愛甲　そうですね。知的障害児施設の子どもたちには反抗期が見られませんでした。もちろん知的障害があっても反抗期を無事通過できていた方もいます。親に対してイヤイヤをしても大丈夫だという安心感が得られれば（見捨てられてしまう不安がなければ）、子どもは第一反抗期を親子で乗り越えることができます。

発達障害のお子さんの中には、本人の発達特性から愛着障害になりやすい子がいることは以前説明しましたが、親子の絆（愛着）がしっかりできていないと反抗期は出現しません。第一反抗期は主体性の獲得、第二反抗期は自己の確立といった意味合いをもっており、親子で成長し合う大切な節目となります。

浅見　知的障害のあるお子さんの場合、それが遅れてくることはありますか？

愛甲　そうですね。発達障害のお子さんの第一反抗期、第二反抗期がともに遅れる傾向があるように、知的障害のあるお子さんも、第一反抗期、第二反抗期がともに遅れる傾向にあると考えていただいてよいかと思います。

親子で成長し合うためには反抗期が必要。

子どもに知的障害があってもそれは同じ。

ただし知的障害を含む神経発達症があると反抗期は遅れてやってくることもあると考えておくとよい。

知的障害があっても、ファンタジーは大事

浅見　ところで、ファンタジーを描けない子どもたちの遊びとはどういうものなのでしょうか？
愛甲　たとえば、ティーカップにポットから紅茶を注ぐふりをして、紅茶が入っていることにして「いただきます。ごくごく、おいしいね」と言ったごっこ遊びをしますね。あるいはおもちゃのお弁当を広げて、「ぱくぱくぱく、おいしいね」とニコニコお互い顔を見合わせます。でも実際には本物の紅茶やお弁当はそこにないわけです。
浅見　たしかに。
愛甲　ファンタジーが育っていないお子さんは、架空の紅茶をのめませんしお弁当を食べられません。
浅見　それがリアル遊びをするとできるようになるのですか？
愛甲　そうなんですね。日常生活に即したリアル遊びがもととなって、模倣遊び、そしてごっこ遊びへと発展していくからです。そしてかくれんぼうもできるようになります。「絶

対に探してくれる」という確信を持てていないお子さんは怖くてしっかり隠れることができません。

浅見 なるほどです。では子どもの頃ファンタジーを育む遊びをたくさんしたことが「未来を思い描く力」の礎になっていると言うことですか？

愛甲 そうです。まさにそのとおりです。

浅見 そして知的障害がある人にも、ファンタジーは必要なのですね。

愛甲 知的障害がある方にも、その親御さんにもファンタジーが必要です。

ファンタジーの世界は私たちを守ってくれる世界です。

ファンタジーの世界は、ごっこ遊び期（89頁参照。愛着形成期、感覚遊び期、模倣遊び期を基盤とする）に大きく育つ世界です。

施設育ちの子どもたちが何故ごっこ遊びができなかったかというと、信頼できる特定の他者が不在だったからに他なりません。

最初に子どもが模倣するのは、信頼できる特定の他者である養育者の行動だからです。模倣対象となる信頼できる特定の他者が不在の子どもは、愛着形成期や感覚遊び期にとどまっているため、ファンタジーの世界がなかなか育たないのです。

母子分離不安は、母親との間に絆（愛着）が形成されてはじめて生じる不安です。

私が出会った乳児院から来た子どもたちには分離不安が見られませんでした。

それは、その子どもたちに愛着形成期の母子相互遊びが欠落していたからだと思われます。

遊戯療法における〝かくれんぼう〟は、見えない自分を探し出してくれる他者である大人との間で織りなされる信頼関係に基づいた遊びです。

最初は隠れられなかった子どもが、徐々にしっかり隠れられるようになるのは、必ず自分を探し出してくれるという信頼が特定の他者との間に育まれていくからです。

ファンタジーの世界は安心・安全な世界です。

信頼できる特定の他者と目に見えない絆でつながっているからこそ、可能な世界だからです。

ファンタジーは、過去・現在・未来をつなぐ力を持っています。

ごっこ遊びに言葉はありますが、行動と音声による相互表現です。

一方、ファンタジーは、無意識世界と意識世界とをつなぐ表現すべてです。

信頼できる特定の他者との絆をもとに育まれるファンタジーの世界は、トラウマを超えて、今・ここ、そして未来の希望へとつながっていくものでもあるのです。

ファンタジー遊びが、未来を夢見る力につながる。

信頼関係の中で生きる

浅見　支援者でも愛甲さんのように五〇代の方に「将来の夢は？」ときく方もいます。一方で「一生治らない」という前提でしか対象の方に接しない支援者もいます。その根拠は「自分が教科書でそう習ったから」に過ぎません。

愛甲　そういう支援者は確かにいますね。

浅見　支援者の中でも、未来を見据える力に差がありますね。そして保護者でも「一生治らない」と医者や支援者に言われたからそれを鵜呑みにしている人もいれば、「何か方法があるのではないか？」と探し続ける人もいます。それは主体性があるかどうかと同時に「未来を思い描く力」をどれだけ培ってきたかにも関係しているのではないでしょうか。

愛甲　そういうことですね。

浅見　そして未来を思い描く力は遊びで養われるものなのですね。まとめてみます。

自分にとって不利な宣告をされるとき（たとえば「知的障害は一生治らない」等）、それを覆して活動できるのは「誰かの顔色を伺わなくても命をとられる不安がない」から。

すなわち、主体性があるから。

↑

そしてその主体性を支えているのは未来を思い描く力。

↑

未来を思い描く力を育てたものは子どものときの遊び。ごっこ遊び。

↑

ごっこ遊びを可能にしたのは一対一の信頼関係。

↑

すなわち「未来を思い描く力」とは「一対一の信頼関係が土台にあること」。

そういうことでよろしいでしょうか？

愛甲　そうですね。

この世に子育てほど難しい生業はありませんが、これほど大きな喜びを与えてくれるものもありません。世界でたったひとりのかけがえのない我が子を育てていく営みに完璧がない反面、完全な失敗もありません。その理由は、我が子が常に成長していく実存であり、子育てが親側だけの仕事ではなく、親子双方の営みだからです。

我が子に障害があるとわかった時、多くの親御さんは自分自身を責めます。◯◯しなかったら我が子は障害を負わなかったに違いない、あの時◯◯がなかったら我が子は健常児として生きていたのに……等々。

でも、障害の有無に関係なく、我が子が未来を思い描きながら幸せに生きていってくれればくれるほど、順調に子どもは親から自立し、親離れ子離れが進んでいきます。

ですので、お子さんが小さい間は、親子で思いっきり遊んでください。共に生きていこうという意志のもと子育てを楽しんでください。お子さんが第二反抗期を迎え親離れしていく時期に差し掛かったら、親御さんは大人への道を歩み始めた我が子を祝福してあげてください。

青年期の発達課題は自己確立です。親の価値観を否定し、仲間や社会の価値観を受け入れ、己の価値観を樹立していこうとする時期が青年期です。第二反抗期はそういった時期に生じます。

最近は反抗期がないまま大人になる青年が多いと聞きます。時代や社会が変化し、新しい家族形態が生まれてきているのかもしれません。

浅見　「未来を思い描く力」には個人差があります。それはずっと感じてきたことでした。なぜ未来を思い描く力にこれほど人による違いがあるのだろうか、と。

障害があってもなくても、親の「未来を思い描く力」によって子どもの可能性は違ってきてしまう。

・親にどの程度その力があるか。
・未来を思い描く力がある支援者と出会えるか。
・未来を思い描く支援者と出会ったときその人を選べるか。
・その力には個人差があり、それは今からでも育むことができる。

ということでよろしいですね？

愛甲　そのとおりです。

未来を思い描く力を養うには、まず自分に正直になり、自分にとっての「ここちよい」を探すところから始めればいいと思いますよ。

しかし残念なことに、私たちの身体は「ここちわるい」過去のできごとをしっかり記憶しています。そのほとんどが無意識です。そのため「ここちよい」を探したくても無意識が邪魔をして探せないことがよくあります。そのような場合は、自分で比較的安全にできるトラウマ治療として、指いい子や円盤の気功、アーアーの気功（『心身養生のコツ』神田橋條治＝著／岩崎学術出版／二〇〇九年／166〜177頁）などがお勧めです。

人生は決して平坦ではありません。必ず苦しいことや辛いことがあります。そのような時にこそ「ここちよい」を探して、信頼できる人に助けを求め、他者の力を借りながらでも、未来を思い描きながら生きていっていただきたいと思います。自分の身体が喜ぶ食事、睡眠、排泄をこころがけていただくことも大切です。

浅見　仲間を選ぶときにも「ここちよい」を大事にするといいですね。

治っている人のそばには、足を引っ張らない人たち、応援してくれる人たち、志を共有している人たちがいます。

明るい未来を思い描き、治りたいと願う仲間との交流を選べばいいと思います。

信頼できる仲間の中で、未来に希望を持つ力を養おう。

●私に大切なことを教えてくれた人――その4

あきらめないで希望を持ち続けることの素晴らしさ

重症心身障害のお子さんをお持ちのご家族と知り合って教えていただいたことがあります。それは「あきらめないで希望を持ち続けること」でした。

この方は、幼児期は経管栄養でしたが、根気よくリハビリを重ねた結果、一〇歳頃からスプーンで柔らかいものが食べられるようになりました。

自力で寝返りができないので、寝返りをさせてあげないと床ずれができてしまいます。ご両親で交代しながら寝返りをさせてあげていました。

学校は自宅から車で一時間ほどの肢体不自由特別支援学校を卒業しました。送迎はお母さまひとりで行いました。

卒業後は、作業所と高齢者施設を併用しながら、理学療法士のリハビリを継続。つい最近、私は三〇代になったこの方とお会いする機会がありました。驚いたことに、当時は想像さえできなかった声を出して意思表示ができるようになっていました。言葉はありませんが、声で自らの意思を伝えることができるようになっていたのです。

ご両親には笑顔が。ご本人も笑顔いっぱいで幸せそうです。一〇代前半までは発声がなかったお子さんが、ここまでしっかり成長されるとは驚きでした。

どれほど障害が重くても、希望を持ち続けること、あきらめないこと、継続することが大切であって、人それぞれで発達のスピードは違うので、「普通」を目指すのではなく、その人の「過去・現在・未来」を指標にすることが重要だということをこの方から教えていただきました。

そのためには「今・ここ」を大切に生きることに尽きるのだと思います。

関係性を紡ぐ中で知的発達が起きる

浅見　愛甲さんの取り組みとその効果を見ていると、障害があっても、重くてもあきらめないことが大事だし、その意味も甲斐もあることがわかります。同時にいわゆる訓練とかより遊びのようなものの方が効果があるのかなと思えてきたのですが。

愛甲　たとえば知的障害の方々が措置制度のもと入所していたところは「更生施設」などと呼ばれてきましたね。私もそういうところで仕事をしてきました。

浅見　別に罪を犯したわけではなくても「更生」しなきゃいけないみたいな感じですよね。

愛甲　「更生」施設ですからね。かつての入所施設は、一度入所すれば一生その施設で過ごすという意識が利用する側にも受け入れる施設側にもありました。二〇〇三（平成一五）年に契約制度が導入されたことで利用者に施設を選ぶ権利が与えられ、通過施設という考え方が今では広まっています。私が仕事をしていた施設では、理学療法士、作業療法士、言語聴覚士、心理士による専門的訓練が行われていました。言語療法室には、知的障害があっても聴力を測れるオージオメーター（聴力検査機器）や集団補聴器や電子ピアノなどが装備され、防音室を含めて部屋が四つもありました。

浅見　すごく立派な施設ですね。

愛甲　どこかの大学の先生が、知的障害のある人たちへの言語訓練に力を入れるよう提言して予算が組まれたと聞いています。でも当時、言語聴覚士は私ひとりだったんですが。

浅見　そうなんですね。

愛甲　おまけに言語療法をその立派なお部屋じゃないところで行ったことも多かったんです。お部屋が向いていない人には別の場所でセラピーしました。

浅見　どこでセラピーをしたんですか？

愛甲　お散歩に行ったり、お買い物に行ったり、寮の部屋がいい人には寮の部屋に行ったり。何しろ訓練というより一緒にクッキングしたりCD聴いたりピアノを弾いたりブランコやトランポリンをしたりすることが多かったので。そしてその方がコミュニケーション力を育てる効果があったんですね。

浅見　訓練の時間なのに、せっかく立派な言語検査室があるのに、勝手なことするな、って施設の人に怒られなかったんですか？

愛甲　私は難しい人たちを担当しているとみなされていたようで、わりと好きにさせてくれました。知的障害のある方へのセラピーはもともと教科書自体なかったので、私自身手探りで思いつくことなら何でもやっていたというのが正直なところです。

浅見　習った訓練法から離れて個々の相手に合わせられるのが愛甲さんが治すセラピスト

である理由ではないかといつも思います。そして一般のご家庭では「訓練法」より愛甲さんがやっていらっしゃるような方法の方が実践しやすいし現実的に参考になるんですよね。

愛甲 コミュニケーションはまず自分から話したいと思わないと成り立ちませんから。

浅見 なるほど。だったら愛甲さんは訓練の時間を使って、その施設の利用者の方が「自分から話したい」と思う場面を設定したのですね。

愛甲 そうですね。できるだけ個々に合わせて。人の中では疲れるタイプの方とは音楽を一緒にお部屋で聴きました。集団が平気な人たちとは集まってコラージュをしたり、一緒に歌を歌ったりしました。その方の適性と発達段階に応じて、今は一対一の関係作りが大事なときか、集団での関係作りが大事なときか、よくみてセッションを組み立てました。

発達は関係性の中で起きますからね。関係性が発達することによって、五〇代の方でもコミュニケーションの能力が伸びていきます。

浅見 施設ではなく、一般のご家庭の中で関係性とはどうやって築けばいいのですか？

愛甲 まず一番大切なことは、お子さんの話に耳を傾けること。言葉のない方であれば、表情や目や身体の動きなどから気持ちを察することです。ともかくお子さんと、とことんつきあえばいいのです。しかも親御さんの方も楽しんで。とことんつきあうと子どもの方からどうしてほしいか教えてくれますよ。一緒に絵を描いてとか、だっこしてとか。

私も施設では、障害のある方と、時間と空間の枠はありましたが、とことんつきあって自分の方も楽しみました。

発達は関係性の中で起きる。
そのためにはとことん好奇心につきあうことが大事。

治っている仲間は何をやっているのでしょう?

浅見 なるほど。
発達障害も知的障害も、お子さんが発達している・治っているおうちの人たちをみると、なんとか訓練とかよりたいしたことのない日常が大事なんじゃないかと思えてくるんですよね。

愛甲 その通りです。

浅見 知的障害が治っていった人たちはこれまでもたくさんいたわけですが、その人たちに何やったのか? をきいても自覚がないかもしれません。それくらいさりげないことの積み重ねです。とことん遊びにつきあうとか。ご飯を一生懸命食べさせるとか。
治る人数には定員はないはずですから、これまで治っている人が多いっていうことはこれからも治っていく人はいるはずです。

愛甲 そのためにはまず、快食・快眠・快便は基本ですね。

浅見 やはりそうですか。

愛甲　そして、子どもは自分の発達に今必要な遊びを知っているものです。それを自然にしていると思います。自然にしている遊びは好奇心の発露です。そして好奇心こそが発達の原動力です。

浅見　知的障害があってもそれは同じなのですね。

愛甲　そうです。だからまず訓練よりも前に親子で一緒に遊ぶこと、そして快食・快眠・快便といった子育ての基本を整えることが発達を援助することにもつながります。発達障害のあるお子さんは、その他に遊びの面で課題を抱えていることが多いわけですが、これには積極的なかかわりや工夫が必要となります。

まず、お子さんがどういう世界を経験しているか想像することから始めるといいですね。

浅見　やはり親御さんの「ファンタジー」「想像力」が大事なのですね。

愛甲　そうです。そしてお子さんの身になってみて、お子さんがひとり遊びをしていたらそこにじゃまにならないように参加して一緒に遊ぶ。それが親の健康にも子どもの健康にもいい影響を与えます。お子さんが不思議な遊びをしていても、それは好奇心の発露ですから。

たとえば、お子さんが棒でトントンしていたら、それを真似て横でトントンしたり、クルクルまわっていたら一緒にクルクルまわってみるといいかもしれません。こういった並行遊びがいい場合もあれば、介入した方がお子さんがワクワクする場合もあります。

知的障害を含めた発達障害の子どもは「遊び」の発達に課題を抱えていると考えるといい。

ひとり遊びは好奇心の発露。そこに介入して遊びの発達段階をたどっていく伴走者となるのが親にできること。

一緒に豊かな時間を過ごすと癒やされる

浅見　そういうことは愛甲さんの前著『脳みそラクラクセラピー——発達凸凹の人の資質を見つけ開花させる』にも書かれてありましたが、セラピーとはいえ、その実本当に何気ない生活の積み重ねですよね。

　でも特別な訓練より、その生活の積み重ねで治っていく人が多い。

　療育の場より、家庭で治っていく。

　なぜかあの本を愛読する方のおうちではお子さんが治っていくんですよ。

　きっと何気ない生活をていねいに送っていくことが発達の積み重ねだとわかる人は発達援助が上手なのだろうなと思います。

　私があの本を作ったときに不思議に思ったのは、愛甲さんがスクールカウンセラーとし

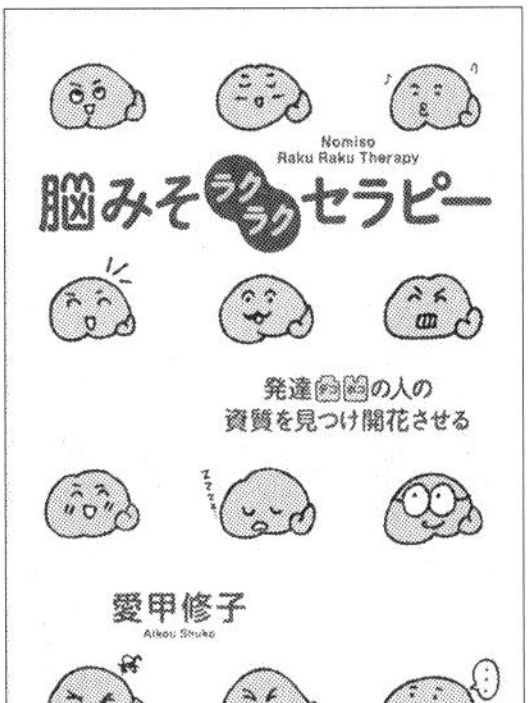

脳みそラクラクセラピー

て勤務していた先に不登校のお子さんがいらして、認知行動療法的なかかわりではなく、ただそのお子さんの好きな音楽CDを持ってきてもらって一緒に聴いていたら登校し始めたということでした。

愛甲 相手の好奇心に、とことんつきあうのです。ひとり遊びに自然に介入して一緒に楽しみ、関係性の土台を作っていくのです。

浅見 そうするとそれまで感じていた「不安」さえポジティブな力に変わっていくのですね。不安が好奇心に転じる瞬間があって、そこからぐっと発達が始まる感じです。

脳みそラクラクセラピー
・とことんつきあう。
・好奇心を大切にする。好奇心は発達の原動力。
・ひとり遊びに介入して関係性を作っていく。
・快食・快眠・快便を実現しておく。

浅見 「なんでお気に入りのCDを一緒にきいただけで不登校が治るんだ?」と出版後も

わかっていなかった私ですが、やっとわかったのです。出版から六年たって初めて、夏休みで旅行したときに。

私が普段聴いている曲を夫がチェックしていたらしく、自分の端末にダウンロードして旅先の部屋で流してくれたのです。

そのとき「ああ、うれしいな」と感じて、愛甲さんが支援してきた方たちの気持ちがやっとわかりました。「ああ、これだ、脳みそラクラクセラピーって」と思いました。

自分が好きで興味を持っているものに「これが好きなんだね。じゃあ今度は一緒に楽しもう」って態度で示してもらえるだけで、こんなに心温まるものなのだな、と思いました。

そのときに初めて、愛甲さんがクライエントと一緒にCDを聴いたことがセラピーになっていたのだと実感しました。

「あなたはこれが好きなのね。じゃあ一緒に楽しみましょう」って他の誰かの意思表示。それはとてももうれしいものなのですね。

夏休みにさんざん親子で遊んだあと、お子さんが元気に学校にいくのは、自然なことだと思いました。

愛甲　好奇心が満ち足りると次に行くものです。エネルギーが充満した感じになりますよ。そして発達が促されます。

そして知的障害のある人の中には、自己肯定感よりも劣等感の方が大きくなっている方々が多いように思います。

それは不思議なことではないですよね。

前述の五〇代の方も、施設の中でいじめられないように振る舞っていました。

あまり目立たないように気をつけていたのです。


浅見 施設の中で、いじめられないよう、目立たないよう暮らしていた。

それが処世術だった。

だとすると誰も望みなんかきかなくても不思議ではないですね。

それを愛甲さんがきいてくれた。密かな望みを。

そこから発達が促されたのですね。

親としては「なるべく障害が重い方が月一万数千円余分に年金がもらえる」とか考えていても、実はご本人の希望は「施設を出てひとり暮らしする自由」だったりするかもしれませんね。


愛甲 自己肯定感と他者への信頼が発達の基本です。

知的障害のある人たちの劣等感のもちやすさ。

そこに対する配慮は絶対に必要です。

その上で、ひとりで遊んでいる世界にかかわっていく。とことんつきあう。しかもこちら側も好奇心を持って、いやいやではなく、一緒に楽しむ。

そういう積み重ねで発達は促されます。

知的障害を含む発達障害が治っていったご家庭では、きっとそういう取り組みを自然にされていたと思いますよ。

自己肯定感と他者への信頼が発達の土台。
知的障害の人たちは劣等感を持ちやすい人たちだという事実を周囲が受け止め、
配慮することは関係性を作る上で大事である。

COLUMN

食べるものの大切さ

愛甲修子

脳神経科学者の黒田氏によると、発達障害の原因のひとつに化学物質の摂取があげられるそうです（『発達障害の原因と発症メカニズム――脳神経科学の視点から』黒田洋一郎、木村・黒田純子＝著／河出書房新社／二〇一四年）。百年前の地球上にはなかった化学物質が、今では、海洋、河川、湖沼、土壌など地球全体に広がっていることから、それらの化学物質が食物連鎖の頂点にいる人類の脳神経バランス（脳内ネットワーク）を崩す大きな要因になっているということです（多くの化学物質がニコチンやアルコールと同様、胎盤を通過して胎児の脳の中にも入り込むことが知られています）。そういったことも含めて、ふだん私たちが口にする水や食べものの安全性がいかに大切であるかがわかります。

私がカウンセリングをしていた二〇代後半の女性に食べ吐きの症状がありまし

た。摂食障害は女性に多い症状で、拒食症と過食症にわけられます。拒食症は体重を極限にまで抑えようとする症状で痩せ症とも呼ばれ、中には亡くなる人もいます。過食症は食欲とは別に大食いしてしまう症状で、吐く場合もあれば、吐かない場合もあります。当時の私は、食べ吐き症状について摂食障害以外知らなかったので、彼女に対して食事を二〇回以上噛むこととゆっくり味わって食べることを提案しました。約半年間、彼女はよく噛んで食べることを続けましたが、食べ吐きはいっこうに治らないままでした。ところが、ある日、食べ吐きをしなくなったという報告を受け、その原因を聞いたところ、食品添加物がいっさい入っていない食事を作って食べるようになったら吐かなくなったということでした。

あるとき、お料理好きの彼女がお母様の代わりに家族全員の食事を作るようになりました。ドレッシングもケチャップもすべて手作り、さまざまな香辛料を使って、自分が食べたい無添加料理を作るようにしたところ、家族にも大好評だというこことでした。

彼女は二〇代前半までひきこもっていましたが、電磁波を避ける環境づくりを心がけた結果、外出できるようになったという過敏体質の持ち主でした。過敏体質ゆえに、添加物（化学物質）に反応して食べ吐き症状が出ていたわけです。

私たちは、ふだん口にする水や食べ物に対して、おいしいかまずいか、温かいか冷たいか、柔らかいか硬いかなどを確認します。でも食事の中の添加物については、よくわからないまま飲んだり食べたりしているというのが実情です。彼女の場合は、感覚過敏が幸いして（？）、化学物質を身体が拒絶したことから食べ吐き症状が出現していました。

文字の読み書きや計算が苦手といった発達特性から、勉強ができない子どもとして教師や級友たちから接してこられた彼女には、「自分はダメな人間である」といった誤った自己認識がありました。そこで私は、カウンセリングとあわせて、「母におんぶ」「指いい子」（『心身養生のコツ』）をやってもらいました。その結果、彼女はそれまで蓋をしてきた己の身体感覚にも気づけるようになって、イライラ感や抑うつ症状が解消していきました。「自分ができること」をやれるようになったおかげで、彼女は「自分は人の役に立てる人間である」と自覚するようになり、柔和な表情のかわいらしい女性になりました。今では、睡眠の質が向上し、朝はパッチリ目が覚めますし、お腹の調子もよくなって毎日元気に過ごせるようになっています。

COLUMN

快食・快眠・快便の移り変わり

浅見淳子

快食・快眠・快便が基本。

考えてみたら当たり前のことです。これは障害のあるなしにかかわらず、人間としての基本です。けれどもいったん障害があるとされると、「特別な訓練」や「療法」などに目が行ってしまい、ヒトとしての基本である快食・快眠・快便の大切さがないがしろにされることも多いようです。

ところが

・発達特性のある人ほど実は「快食・快眠・快便」に課題を抱えていること。
・逆に、ここを手当てすれば発達特性にも良い影響があること。

が昨今わかってきました。

本書の著者である愛甲修子さんご自身も、二〇一三年出版の『脳みそラクラクセラピー――発達凸凹の人の資質を見つけ開花させる』ですでに「快食・快眠・快便」の大切さについて触れています。それが実現したおうちではぐんぐんお子さんたちが伸びていっています。そして障害がだんだん軽くなり、中には健常域に達する方もいます。特別な訓練より、いや特別な訓練の前にまず生き物としてのコンディションを整える方が大事であることは、愛甲さんがおっしゃってきた通りだと思います。

けれども『脳みそラクラクセラピー』が出版された二〇一三年と今では「快食・快眠・快便」の意味が変わってきたと思います。意味に深さが加わったと思います。

まず快食。「偏食がない」を意味するだけではなくなりました。栄養療法を発達のために取り入れる家庭が増え、「低糖質・高タンパク」の食事が発達障害のお子さんを伸ばすことに気づく人が多くなりました。内外のたくさんの先人の知恵の賜物ではありますが、精神科医の藤川徳美先生の著作で広く知れ渡ることとなりました。

そして快眠。眠れない子に薬を処方しても「眠れる身体」になっていなければ眠りの質はよくない。栗本啓司氏の提唱する「コンディショニング」の実践で薬がなくても眠れる身体になる人が増えました。その結果日中活動の質が上がりますので、当然知的面を含めた発達にもいい影響があります。

そして快便。ただ「出る」だけではなく、栄養療法の本などを参考にし、そのかたち、色まで気をつけるご家庭が増えました（巻末に参考文献あり）。なぜなら便のかたちや色は腸内の環境を表しているし、腸と脳の関連はもはや常識になりつつあるし、腸の状態に気をつけることによってお子さんの状態がよくなることは多くの人が実感しているからです。

「快食・快眠・快便」にまず気をつける。

当たり前のことなのですが、なぜか支援現場では重視されません。

ヒトとしての基本を踏まえず、発達障害の子が特別な生き物であるかのように「特別なやり方」ばかり勧める支援者がいたら要注意です。

その支援者がそもそも、ヒトとしてちゃんと食べていますか？　眠れていられそうですか？（以下略）などと支援者の健康度をアセスメントしてあげてもいいかもしれません。

PART 3

神経発達の目詰まりを取る

トラウマ、愛着障害への対応で知的障害が治るのはなぜですか？

愛甲　知的障害の方は劣等感を持ちやすいこと、そこに配慮しなければならないことに触れて前章を終えましたが、この章ではトラウマ処理の大切さをお話ししますね。
知的障害を含む神経発達症を治すためには、PTSDと愛着障害を治すことが大切です。PTSDと愛着障害が治ることで自分自身の過去・現在・未来がつながり、明日への希望が生まれてきます。それが自身の資質の開花へとつながり、神経発達症が治ることになります。

浅見　愛着障害は愛着の発達段階のどこかにヌケがあることですね（愛着関係の発達の順番については、次頁参照）。そしてトラウマは過去の何かの出来事がきっかけになった心の傷ですね。その発生機序は違いますよね。

愛甲　はい。発生機序は違うのですが、両方「目詰まり」としてとらえることができます。

浅見　目詰まり？　なんの目詰まりですか？

愛甲　そうですね。あえていえば、神経系の目詰まりですかね。

愛着関係の
発達ピラミッド

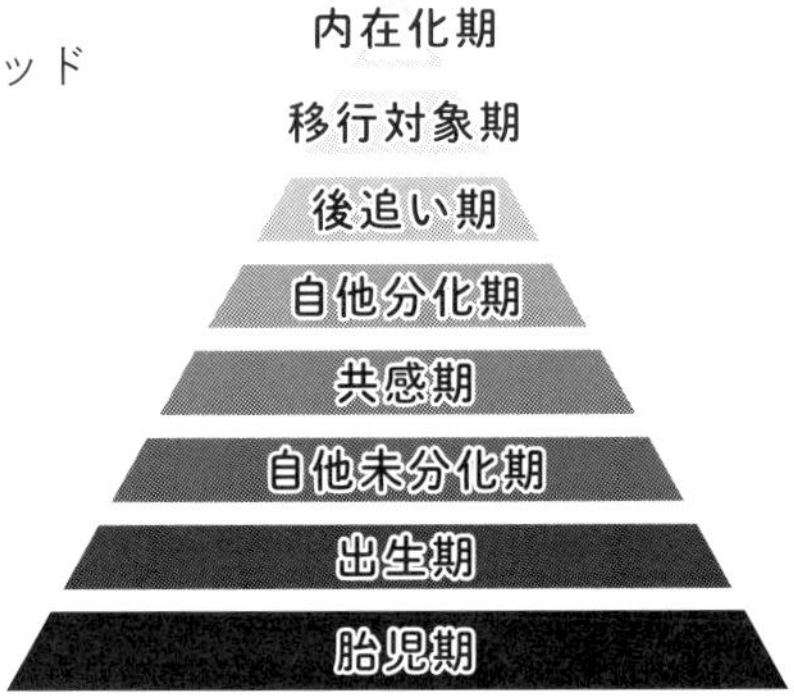

【胎児期】
胎児は母親と一心同体で生きている。その命は、すべて母親に委ねられている。

【出生期】
赤ちゃんは産道を通って、子宮内から外界へと生まれ出る。臍帯を通じての胎盤呼吸から肺呼吸に変化させて、母親の胎盤から切り離されて生きていくことになる。

【自他未分化期】
赤ちゃんは養育者に抱っこしてもらい、おっぱいを飲ませてもらって、養育者と一体化した状態で生きている。

【共感期】
赤ちゃんと養育者とが同じ対象を見たり、聞いたり、味わったり、触ったりすることで、感覚器を通して共感しあえるようになる。

【自他分化期】
養育者との間に愛着の絆ができると、見知らぬ人と養育者とを区別するようになり、養育者以外の人に不安を覚え、養育者に安心を覚えるようになる。

【後追い期】
養育者に急にまとわりつくようになり、後追いが始まる。

【移行対象期】
赤ちゃんは言葉によって養育者に甘えることが可能になる。養育者の膝を基地にして、次第に行動範囲を広げていき、移行対象が養育者代わりとなって養育者がいなくても大丈夫になる。

【内在化期】
養育者が内在化されて、ひとりで過ごすことが可能になる。

＊『愛着障害は治りますか？』愛甲修子＝著より

快食・快眠・快便の大事さは見てきましたね。不要なものが体内にあるのは意識にのぼってものぼらなくても不快感をもたらします。それがなくなるとすっきりしますね。

　それと同じように愛着障害のもたらす「そこはかとない不全感」や「察してもらえなかった悲しみ」などが神経を抑えつけている、というのが実感です。

　そしてそれを取り除いていくと、それまで抑えられていた神経系の発達が起きる、という感じです。ときには爆発的に。目詰まりが大きければ大きいほど、取り除いたときに一気に発達が起きる実感があります。

　図にしてみましょう。これ（下図）はマズローの欲求五段階説を応用したものです。

浅見　低次の欲求が満たされると高次の欲求の実現にエネルギーが回されるわけですね。そしてトラウマも生理的な不快感なのでそれが取り除かれ

マズローの欲求五段階説
ピラミッド

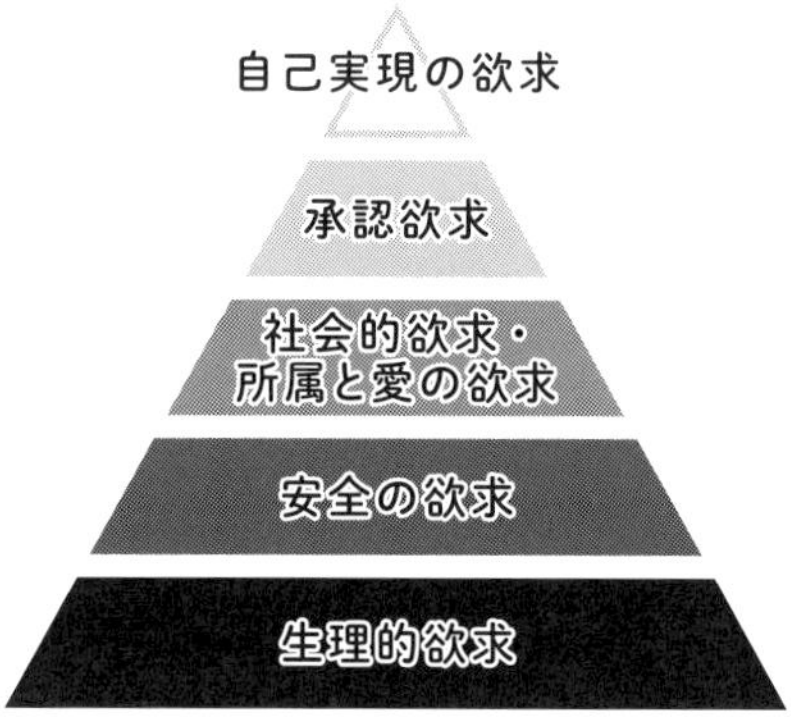

ると発達が起きる。愛着関係の発達ピラミッドを下から積み上げていって全部クリアすると愛着障害が治る。

そういう愛着障害の治し方とトラウマの治し方は同じなのですか?

愛甲　愛着障害治療はトラウマ治療でもあるのですね。トラウマは生理的な状態で身体に出ているので身体アプローチが効くのです。反応性愛着障害がDSM—5からは、PTSDと同じ心的外傷およびストレス因関連障害群に入れられるようになったのもうなずけますね。

浅見　なるほど。

愛甲　チックのお子さんにも、場面緘黙のお子さんにもトラウマの治療を行ってきました。チックも場面緘黙も、なぜかそのほとんどがトラウマ治療で治ります。現れている症状もその発生も様々ですが、「目詰まりを取る」という意味で治り方は同じなのだと思います。

浅見　解決しなければいけないのが「心の傷」ではなく、それによって生じたであろう「生理的な状態」と考えるとなんとなく治しやすくなる感じがしますね。

快食・快眠・快便は日常的なレベルでの身体機能の「目詰まりが取れた」状態です。身体がラクでちゃんと機能している状態です。

そして愛着障害やトラウマが治ることは、無意識のレベルでも「目詰まりが取れた」状態と言えますね。

愛甲　そうです。素晴らしい説明です。その説明ですっきりしますね。

快食・快眠・快便↓身体機能の目詰まりが取れた状態 愛着障害やトラウマが治った状態↓無意識のレベルでも目詰まりが取れた状態

愛甲 そしてトラウマ治療によって目詰まりを取ると、目が生き生きしてきます。自分からしゃべりたい、コミュニケーションしたいという意欲がわいてきて、人々と関わろうとしますから、結果的に知的にも上がっていきます。

浅見 実は「治そう！ 発達障害どっとこむ」に多発奇形で生まれたお子さんが重度知的↓中度知的に伸びた例のご紹介がありました（二〇一九年一一月三日【我が家の治った自慢】コーナーへの書き込み）。内臓にも色々障害を抱えていらっしゃるそうですが、脳も「脳梁全欠損、脳室拡大」だそうです。それでも各種アプローチで多発奇形の子にはありえないと言われる中度の障害まで伸びたそうです。

たとえば「知的障害を伴う自閉症」という診断が出たとしても、脳画像まで撮っている人はあまりいません。あくまで聞き取り、検査、行動観察の結果です。

けれども明らかに脳に器質的な違いがあると医療的に確認されているお子さんでも知的

に伸びているのです。

愛甲　素晴らしいですね。

浅見　はい、素晴らしいです。

そしてそのおうちでやっているアプローチの一つが神田橋先生の考案された「指いい子」だったそうです（『心身養生のコツ』参照）。でも指いい子って本来、家庭で、自分で、親子でできるトラウマ対応として紹介されていますよね。トラウマ治療でなぜ知的に伸びるのか不思議だったのですが、愛甲さんの今のお話をお聞きすると不思議ではないですね。

愛甲　きっと、神経系の目詰まりが取れたのだと思いますよ。それで伸びていきます。そういう人はたくさん見てきましたので、これまで知的障害を含めた神経発達症が治らないとされていたことの方が不思議になりますね。

愛着障害、トラウマはともに「神経系の目詰まり」である。
「心の傷」というより「生理的な状態像」と考えると手当しやすい。
目詰まりを取ると知的面を含む発達が起きる。
→そういう人はたくさんいるので、これまでなぜ知的障害が治らないとされてきたのか、そちらの方が不思議である。

そもそも知的障害の人はトラウマを抱えやすいのでしょうか？

浅見 愛甲さんの目からみて、知的障害の人はトラウマを抱えやすいですか？

愛甲 はい。抱えやすいです。円形脱毛症になってしまう人もいます。知的障害があるということは、それだけストレスにさらされているということだと思います。言語でじゅうぶん気持ちを伝えられないというのは不快なことですし。

浅見 ただそれを「親のせいではない」と専門家が言ってあげないと、「我が子にトラウマがある」と認めたくない親御さんもいるようです。

愛甲 親のせいであることの方が少ないですよ。

浅見 たとえば発達障害に関する医療界のオピニオンリーダーである杉山登志郎先生はトラウマ治療の大切さを繰り返しご著書に書いていらっしゃいます。一方で児童虐待とそれが子どもの脳に与える影響についても力説していらっしゃいます。そのため、「トラウマ＝児童虐待」ととらえられるのではないか、という恐れを抱く親御さんもいるようです。

愛甲 親御さんが大切に育てていても、知的障害の方はトラウマを持ちやすいです。どうしても他人と同じようにできないことに気づくし、快不快をうまく言えないし、保護され過ぎの環境にあると主体性を発揮する機会が奪われがちですし。

浅見　なるほど。

実はある自閉症に関する大会で不思議な光景を見たのです。

そこでひとりの精神科医の先生が、自閉症の子にトラウマ治療が必要だと力説したのです。

それに対し聴衆の保護者の方からかなり激しい抗議の声が上がったのですね。

愛甲　なぜですか？

浅見　「大事に育てていますけど」と保護者は主張なさるのです。私は見ていて「大事に育てていても、トラウマは生じるだろう」と思いました。障害がある方は苦しいのだから。そういう説明があるだろうと思っていました。

ところが血相を変えた保護者の方を見て司会の偉い先生たちが慌てたのでしょうか、突然その話を打ち切ったのです。そしてトラウマについて発表していた精神科医の先生に説明と謝罪を求めたのです。「トラウマの話は御法度」という感じで、異様な光景でした。

でも愛甲さんのお話を聞いても、この数年「治っていく」人たちを見てきた実感でも、知的に伸びた人はトラウマを乗り越えています。けれどもそもそもトラウマの存在を認められないと乗り越えられませんよね。あの光景を見たあとでは、トラウマの話を持ち出すのは禁忌なのかな、と思ってしまったのです。

愛甲 それは、親御さんの方にも刺さったのだと思いますよ。

大事に大事に育てていても、何かお子さんがやってしまったとき「何やってるの！」などと思わず声を荒げるのは不思議ではないですね。でもきっと、お子さんに障害があることで、それを深く後悔したりすることもあるでしょう。そういう経験をすると、「うちの子にトラウマはない」と強く主張したくなるかもしれません。

けれども知的障害の人も人間ですから「トラウマがない」と言ってしまうことの方が失礼だと感じます。

浅見 そうですよね。何も感じないわけがないですものね。

愛甲 むしろ障害のある方はトラウマを抱えやすいです。そしてそれは、親のせいではありません。親のせいであることの方が少ないです。

知的障害の子は、トラウマを抱えやすい。
でもそれは、親のせいであることの方が少ない。

発達する力を信頼できない場合はどうすればいいのでしょうか?

愛甲　野生動物にはトラウマはありません。ぶるぶるって身体を震わすと取れますから。

浅見　それを人間に応用したのが金魚体操とかですね。

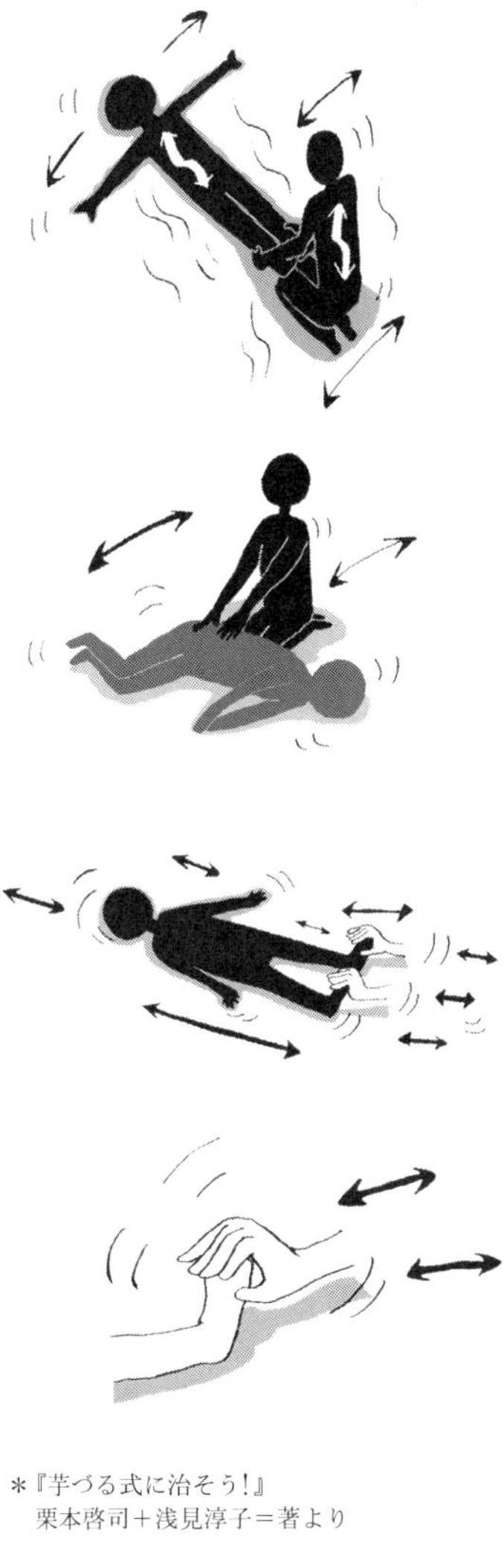

＊『芋づる式に治そう!』
栗本啓司＋浅見淳子＝著より

金魚体操は身体の弛む⟷締まるを自然に行えるようにするコンディショニングですが、安眠やトラウマ処理にもなるようですね。

今これを読みながら「信じられない」「浅見がウソ言いやがる」と思っている人もいるかもしれませんが、ぜひその怒りを保ったまま座ったままでいいので背中から力を抜いて揺らしてみてもらえるといいと思います。

脱力が苦手だったら、スワイショウでもいいかもしれません。

背中から脱力しながら、怒りや不安などの陰性感情を持つって、結構難しいことがわかると思います。


不安や怒りなどを感じたら背中を弛めてみるといいかもしれない。弛めにくい人は様々に姿勢を変えてみるといい。

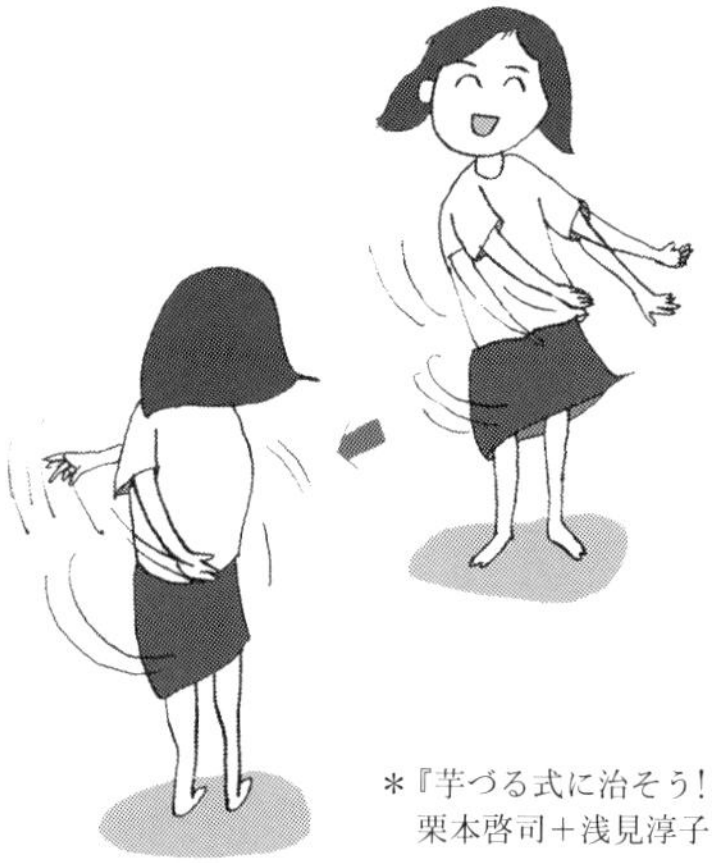

＊『芋づる式に治そう！』
栗本啓司＋浅見淳子＝著より

愛甲　過去と現在と未来がつながればトラウマは取れます。

たとえば就労が続かない人とかいますね。そういう人に職業訓練だけをしてもどうにもなりません。なぜ続かないかというと、自分に自信が持てないからです。過去・現在・未来がつながっていないから希望を持てないんですね。

自分の人生を自分の足で歩けていないとも言えます。

未来への展望、モチベーション（＝こうなりたいという気持ち）があれば頑張れますよね。まだそれが持てない。自分自身がない。ワクワクしないと続かないですね。

これはつまり、過去の自分を評価できていないということ、自己評価が非常に低いということです。

こういう人は虐待とまでは言わないけどおまえはダメだと言われていたり、自分でもダメだと思っていたりします。セラピーの中で絵を描いてもらったりするとわかるんですよ。

浅見　たとえばいじめられてきたとしたら、それでもサバイバルできる自分がいたわけじゃないですか。

それは強みですよね。

その強みを自分で評価できないわけですね。

「いじめられた」という他人からの評価が自分の内面にある強さよりクローズアップされ

てしまうわけですね。

愛甲 人を信じられないと相談もできないんですよね。だから、トラウマ処理は大事だと思います。

親御さんのトラウマ処理が済んでいないと、お子さんが治っていくことが信じられないと思います。

子どもの神経発達症を治すうえで一番大切なことは？
↓子どもの発達する力を信頼できること。
子どもの発達する力を信頼できない場合はどうしたらよいか？
↓親が自分自身の愛着障害やＰＴＳＤを治す。

「一生治らない」と言い切らないのが最大の親支援ではないでしょうか？

浅見　そもそも最初の診断のときに「一生治らない」って言わなきゃいいのにと思います。器質的な診断もしないし、知的障害に至った原因も不明だし様々で、中には治る人もいるんですから。

「一生治りません」って宣言しなければもっと親が絶望せずに済むのに。

そもそも、必要とされている親支援のかたちが変わってきたのに支援者たちは気づいているのでしょうか？

夏休みの過ごし方だってそうでしょう。一昔前はいかに親が預けるところを増やすかが大事だった。でも今はどれだけ親と子が一緒に遊べる余裕を作るかの方が大事な気がします。

子どもを預かることが親支援のメインだとされていた時代の中でも、それ以外に親支援を考えていた人たちはいました。美顔器を買ったり、ネイリストを呼んだりして親御さんに楽しい時間を持ってもらう工夫をする事業所もありました。当時は素晴らしい試みだと思っていました。

また、医療側でも子どもを連れてくる親に抗うつ剤を出す先生たちもいました。これも当時は素晴らしいことだと思っていました。薬の功罪について当時あまり知らなかったせいもあるのですが。

でも今は違います。悩んでいる親御さんがいたらまず鉄とかタンパク質とかが足りているかな、って気をつけて（栄養アプローチ）、身体を弛めること、きちんと眠れる身体になる方法を教えてあげて（身体アプローチ）、自分を、そしてお子さんを援助する羅針盤となる体感をつかめるような身体になり（これも身体アプローチで可能）そして時間があるときにはお子さんとたくさん遊べるような状態を作り出してあげればいいのにと思います。

それには事業所にばかり給付している金銭をもっと親に直接渡すような仕組みが必要かもしれません。

「一生治らないとは限らないんですよ」って言ってあげるだけでも相当親支援になると思うんですが。今は最初に「生まれつきで一生治らない障害だ」と宣言して絶望させて親の精神疾患を増やしている気がします。親を病ませて、そして親が当てにならないと親から子どもを取り上げて療育する。そして主体性の発揮はむしろ抑えつける。それで「一生治らない」って言ったって、治る人さえ悪くしているのが今の支援体制ではないでしょうか。

昔から小さい頃はそんなにできる方ではなかったのに「え、そんないい大学行ったの」みたいな人がいました。それを考えると知的な状態像がずっと同じ人ばかりではなく、予想と全然違う成長をした人を皆見ているはずなんですが。

愛甲 でもだいたい医療の現場でも、学校でも「一生治りません」って言いますよね。治るということを知らない人が多いから。

浅見 だから私は今治った人たちのことを発信しているんです。海外での「治そう」という試みのことも。日本のだいたいの書物には、未だに脳機能障害とか一生治らないとか書いてあるから。二〇一三年の段階で「発達障害」に「神経」の二文字が加わったのに。あ、あと日本でことさらに強調されすぎているのは

・脳機能障害である
・生まれつきで一生治らない

だけではなく

・二次障害は怖い

もあると思います。私は海外の文献で、二次障害に相当する言葉を見たことがないような

気がするんです。あるとしたらcomorbidityという言葉なんですけど、この言葉の意味はどちらかというと「併存症」なんですよね。たとえば自閉症のcomorbidityとして不安（anxiety）が上げられていますが、これを二次障害と解釈するか併存症として解釈するかで対応方法が変わってきます。二次障害と解釈すると、とにかく配慮と環境調整しかできることがなくなる。でも併存症と解釈すると、快食・快眠・快便を基盤としてとにかく本人をラクにすることが症状を緩和することにつながると思うのですが。

図にしてみます。

二次障害としての不安

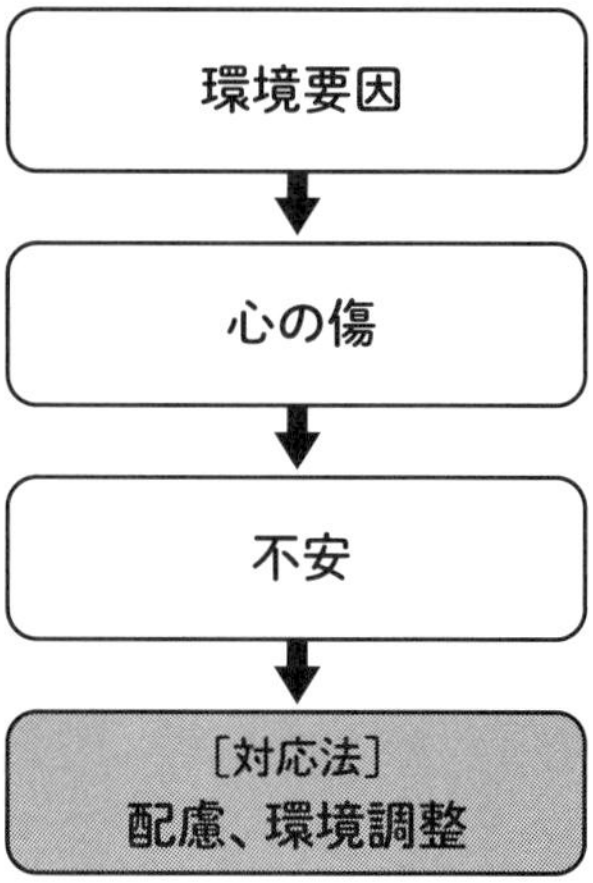

併存症としての不安

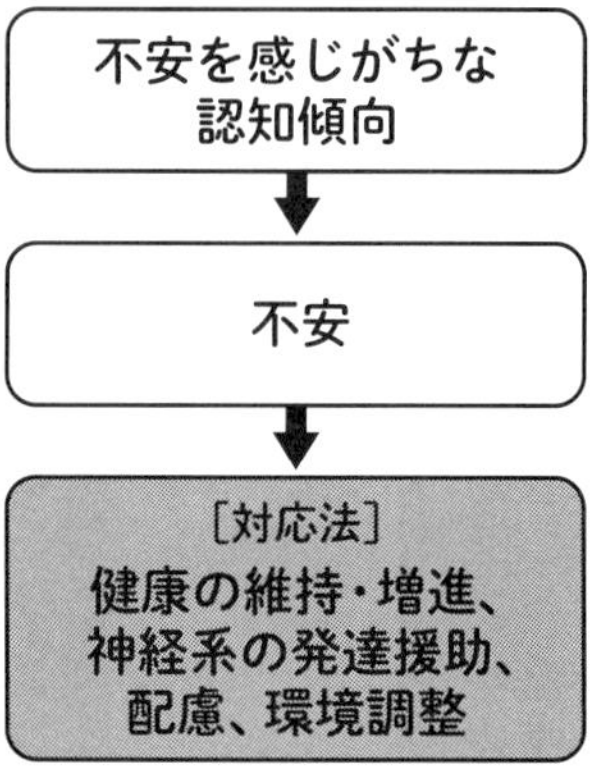

本人の健康を整えることの方が、ずっと優れた解決方法なのに、併存症を二次障害と言い換えることによって、すべてを周囲の人間のせいにしているような気がするのです。

「一生治らない」、「二次障害は怖い」と盛んに言う支援者が多いが、実はさほど根拠がない伝聞にすぎずいつまでも正しいとされるかどうかはわからない。

トラウマ治療法を選ぶ

浅見　トラウマがあっても親のせいではない、親のせいであることの方が少ないと愛甲さんがおっしゃるのは、もちろん知的障害がある方には劣等感を持ちやすい状況に置かれがちであるせいもあるでしょうが、現実の状況把握に限りがあって悲観的に流れがちだとか、環境というより思考の癖由来のものもあるのではないでしょうか。

だとしたら治してあげたいと思う専門家が出てくるのは当然だと思います。だからこそトラウマ治療の大切さを説く心ある精神科医に食ってかかる親御さんたちの姿が不思議に思えたのですね。

そういえば児童精神科医の第一人者である杉山登志郎先生も繰り返しご著書にトラウマ治療について書かれています。『子育てで一番大切なこと』（講談社現代新書／二〇一八年）では現時点でエビデンスのあるトラウマ治療を「ルビコン川のこちら」、現時点ではエビデンスがないトラウマ治療を「ルビコン側の向こう側」と例えられていますが。

愛甲　たとえばエビデンスのある治療法としてEMDRがあるわけですが、杉山先生は

EMDRの達人なんですよ。

浅見　そしてその達人の杉山先生がテレビでEMDRを披露されたあとに、EMDR難民みたいな人たちがたくさん出てきました。受けたいんだけど施術者が見つからない、と。達人どころかライセンスを持っている人に巡り会えないいしいたとしても予約が取れない。それを見て私などは、トラウマなんて金魚体操や焼酎風呂で取れるのになあ、と思っていたんですけど。

愛甲さんはトラウマ治療でチックや場面緘黙を治されてきたということですが、どのような手法を使うのですか？

愛甲　TFTはよく使いますね。

キャラハンという人が開発した経絡に基づいたトラウマ治療で、自分でできるのが特徴です。私はそれを本でも学び、習いに行って現場で使っています。数分で効果が出るので助かります。

手順は動画にもなって誰でも見ることができます（http://www.jatft.org/stress-caring.html）。EMDRと違って誰でも自分で手軽にできるのも魅力です。EMDRは専門家が講習を受けてライセンスを取らないと実践できませんがTFTはその手法を広く公開してくれています。

浅見　私も愛甲さんに教わってやってみました。この動画と愛甲さんのやり方は微妙に違いますが、アレンジはそれぞれでいいのだと思って私なりに思いついたとき適当にやってみると効果がたしかにありますね。

愛甲　ツボはキャラハン先生が見つけてくれましたね。あと指で押してみて痛いところがツボなのでそれを使わせてもらう感じです。

浅見　私がやってみた感想は、「物事の現実が見られるようになる」っていう感じなんですよ。「なんだあの人に腹が立ってたけど現実見たらたいしたことないな」っていう感じ。

愛甲　大人になってからの悩みはそのレベルのものが多いです。ただ子どもの場合には親との間に愛着の問題を抱えているとかなり事態が深刻です。たとえば浅見さんが誰かとうまくいかなくても基本は離れればいいだけ。その人なしで生きていけるでしょう。それは大人で自立しているからです。けれども子どもにとっての親は違います。生存さえ親に依存しているのです。

浅見　たしかに。大人と子どもにはそういう違いがありますね。

愛甲　そしてそのトラウマは言語以前の領域にあります。言語でいくら慰めても治ることはありません。だからこそ、「ルビコン川の向こう側」と杉山先生がおっしゃる治療方法にも意味があるのです。自分で瞬時にできるから。そして言語以前の領域に働きかけることができるからです。だから実際に効いてしまうのですね。

浅見　神田橋先生の『心身養生のコツ』に書いてあるトラウマ処理方法はルビコン川の向こう側ばかりみたいな感じですけど。

愛甲　神田橋先生が提唱されるトラウマ治療の素晴らしさは、皆さんが自分でできるところですね。そして、一日一日の疲れを翌日に持ち越さないという考え方のトラウマ処理は強烈じゃない分取り組みやすく副作用もありません。

浅見　そうですね。「指いい子」とか。愛甲さんは他にどんなことをなさるのですか？

愛甲　おんぶはよくしますね。本当は親子でやっていただくのがいいんですけど、それが不可能な場合や過敏が強い方には、「地球におんぶ」をやってもらうことがあります（参考文献『心身養生のコツ』）。

浅見　おんぶって癒やされますね。

愛甲　はい、大人でも癒されます。おんぶをしながら親子で「マイナス１、ゼロ、１、２、……」とお子さんの年齢まで声をそろえて唱えることでフラッシュバックの威力が弱まります。ひとりでやる場合も「マイナス１、ゼロ、１、２、……」とご自分の年齢までかぞえてください。

子ども返りのことを「退行」と呼んでいますが、つらいときには必要なところまで退行するといいんですよ。そうするとさらに成長するんです。親御さんが子どもさんと遊ぶとご自分も癒やされるのにはそういう効果もありますね。たしかに遊びにおいては子どもが主体だけど、親も一緒に楽しむんです。ワクワクドキドキ夢中で親子で遊ぶんです。

自信がない人にウソの慰めを言ってもそれは支援ではありません。自信は周囲がつけるのではなく自分でつけるものですから。そしてそのためには、本人が生き生きとできることを増やしてあげるんです。そういう意味でも遊びは大切です。

浅見　そういえば治るのが信じられない人ってお子さんにつきあっていない人かもしれま

せん。支援者も保護者も。

療育の場が増えるのはいいのですが、どこかに月二十日間通っても結局プログラムに乗せられるだけですよね。もちろんそれで鍛えられるものもあるだろうけれど、本気でその子のためだけに遊んでくれるのはやはり親ですよね。ある意味親を子どもから引き離して療育現場に送りたがる支援者は、実は親の力を信じていないのかもしれませんね。私は優れた親御さんとお会いすることの方がずっと多いので、なぜそれほど療育が必要なのかわからないのですが。だって治っているおうちは親子で遊んでいるし。

愛甲　そして親に協力を期待できる状況にない成人の場合は、専門職とかが親代わりになるといいですね。

そして障害のある方はひとりの人間なのですから、動物のように命令を聞くようになればそれでいいわけではありません。人間なのですから。そして大人になって、社会の中で生きていくのですから。そのために「言うことを聞くように育てるのでは十分ではないこと」は覚えておかなくてはならないと思います。

自分でできるトラウマ処理と専門家にやってもらうトラウマ処理がある。
自分でどこでも瞬時にできるトラウマ処理はより役に立つ。

脳を含めた神経系の健康を目指そう

愛甲　結局「治る」ためには「脳を含めた神経系の健康を目指す」こと。
そのためには脳が発達する容量を空けてあげること。
身体的には快食・快眠・快便を目指す。
生理的不快感をなるべく取り除けた方が脳が発達する容量に空きが出るからです。
そしてトラウマも容量を占めてしまっています。
発達の妨げになってしまっています。

浅見　「発達の妨げになっている」という意味では「身体的な不快感」も「トラウマ」も同じ。
それが「目詰まり」ですね。

愛甲　そういうことですね。
そして容量を空けて発達する余地を作ります。
そして発達に必要なのは好奇心。
好奇心の発露を大事にしてあげると、知的に伸びていきますよ。

そしてそれは信頼できる他者との関係の中で起きていきます。

だから家庭が大事です。

治ってもまだ、健常域には達しない人もいるかもしれません。

それでも少しでも自立度を増すことはとても素晴らしいことです。

それを評価して喜べる親であってほしい。親御さんも健康だからこそお子さんの成長を喜べるからです。

他人と比べるのではなく、親子で歩んできた来し方を振り返って、喜ぶことができるからです。

そして少しでも自立度が増した方がいい理由は、その方が自由に生きられるから。

生きがいを持って生きられるから。

措置の時代の更生施設でも仕事をしてきた私は、それを実感しています。


浅見　そうですよね。

せっかく自由な国に生まれたのですものね。

その自由を思い切り享受できるように、そして生きがいのある人生をまっとうできるように、治る人が増えればいいと思います。

ありがとうございました。

治そう＝脳を含めた神経系の健康を目指そう。
少しでも伸びることを目指すのは、少しでも自由に生きるため。
せっかく自由な時代、自由な国に生まれたのだから。

付録エッセイ

医療が発達障害を治せないのはなぜか?

お医者さんに発達障害が治せないわけ

発達障害をどうしてお医者さんは治せないのか。

それは人格障害が薬で治せないことやＰＴＳＤ（心的外傷後ストレス障害）が薬で治せないことと根っこは同じです。

発達障害が神経発達のアンバランスが原因の発達の遅れだとすると、人格障害は愛着形成不全が原因の関係性の発達の遅れです。どちらも薬で治すことはできません。

一方、ＰＴＳＤは、危機的状況下における記憶を冷凍保存するという、生命保持の上で必要な対症療法です。生存本能に基づいて、これが脳の深部で生じるため、やはり薬で治すことはできません。

そのため投薬することしか知らないお医者さんは、発達障害も人格障害もＰＴＳＤも治せないことになります。

発達障害があると愛着形成不全が生じやすいことから人格障害になる人が大勢います。

もちろん発達障害がなくてもＰＴＳＤや人格障害になる人はいるわけですが、発達障害がある人の率が高いのは事実です。

人格障害の人が精神科を受診すると嫌がられますし、入院を断られることも多いわけですが、その第一の理由は、人格障害をお医者さんが「治せない」からに他なりません。

浅見MEMO

「人格障害」とはおどろおどろしい言葉ですが、「どことなくつきあいづらい人」のことですね。そしてそういう人は発達障害の人に多いことは否定できないでしょう。それが愛着の問題からきているのですね。つまり「絶対的な信頼関係を構築する発達段階のヌケ」ですね。

そしてそれは治る。ただし治すのは薬でもお医者さんでもない。ここ大事。

症状は自己治療

これまでの発達障害の世界では、発達障害は一生治らない障害であると考えられてきました。

それは発達障害に「障害」という名がついたことで、障害概念に関する固定観念がもたらされたことが影響していると思われます。

ＤＳＭⅣで神経発達のアンバランスが原因の症候群のことを発達障害と呼んでいたのが、ＤＳＭ―５からは神経発達症に変更されました。

症候群（シンドローム）は、メタボリックシンドロームのように、いくつかの症状が合わさることで診断されますが、障害は特定できる障害部位があって診断されることから、両者は異なった概念なわけですね。

神経発達のアンバランスがある人は、思春期以降何かしらの対症療法を行なうことで、己の生きづらさに対処しようとします。対症療法は症状とか二次障害とも言われ、精神科医療の治療対象となります。

それぞれの症状に応じて薬を処方することが精神科医の主な仕事なわけですが、症状は同じでも各々の原因が異なるため、症状だけを見てマニュアル的に対応することしか知らないお医者さんにとっては、その人を治すというよりも症状を治すことに力を注ぐことになるわけです。実際のところ、合わない薬を処方され続けた結果、三次障害になり、難治性の精神障害者として一生をおくることになってしまった患者さんが大勢おられます。

特に神経発達のアンバランスが大きい方は、発達しようとするエネルギーも大きいので症状が多彩となって、精神科薬を大量に投与せざるを得ない傾向にあるようです。

神田橋先生の患者さんの中には、合わない薬を大量に処方され続けた結果三次障害になり、藁にもすがる思いで鹿児島まで行く方がおられました。治療には副作用がつきものです。薬の中には副作用を抑える薬もあるため、副作用止めの薬がさらに増量されたりするわけですね。

浅見MEMO

神経発達のアンバランスが大きいことも多い↓発達しようというエネルギーも大きい。

なのだけれど、その分激しく症状が出るから、薬を多く入れられてしまっているのですね。

それが三次障害につながっていくのが精神医療の現状。

本当に発達障害は精神医療でケアすべき分野なのかな？

症状とは何か

そもそも症状とは何かというと、神田橋先生の言葉を借りると「自己治療」です。「自己治療」とは生体が生み出した対症療法です。意識的無意識的にかかわらず、もがき苦しむ生体が編み出した生き残り術が症状だと考えるとわかりやすいと思います。

ところで症状にはどのようなものがあるでしょうか。下の図は、三好輝医師の論文（〝難治例に潜む発達障害〟「そだちの科学 13号」二〇〇九年一一月号／日本評論社）を参考にまとめたものです。

神経発達のアンバランスがあることで、診断がつく方がおられるわけですが、人格障害

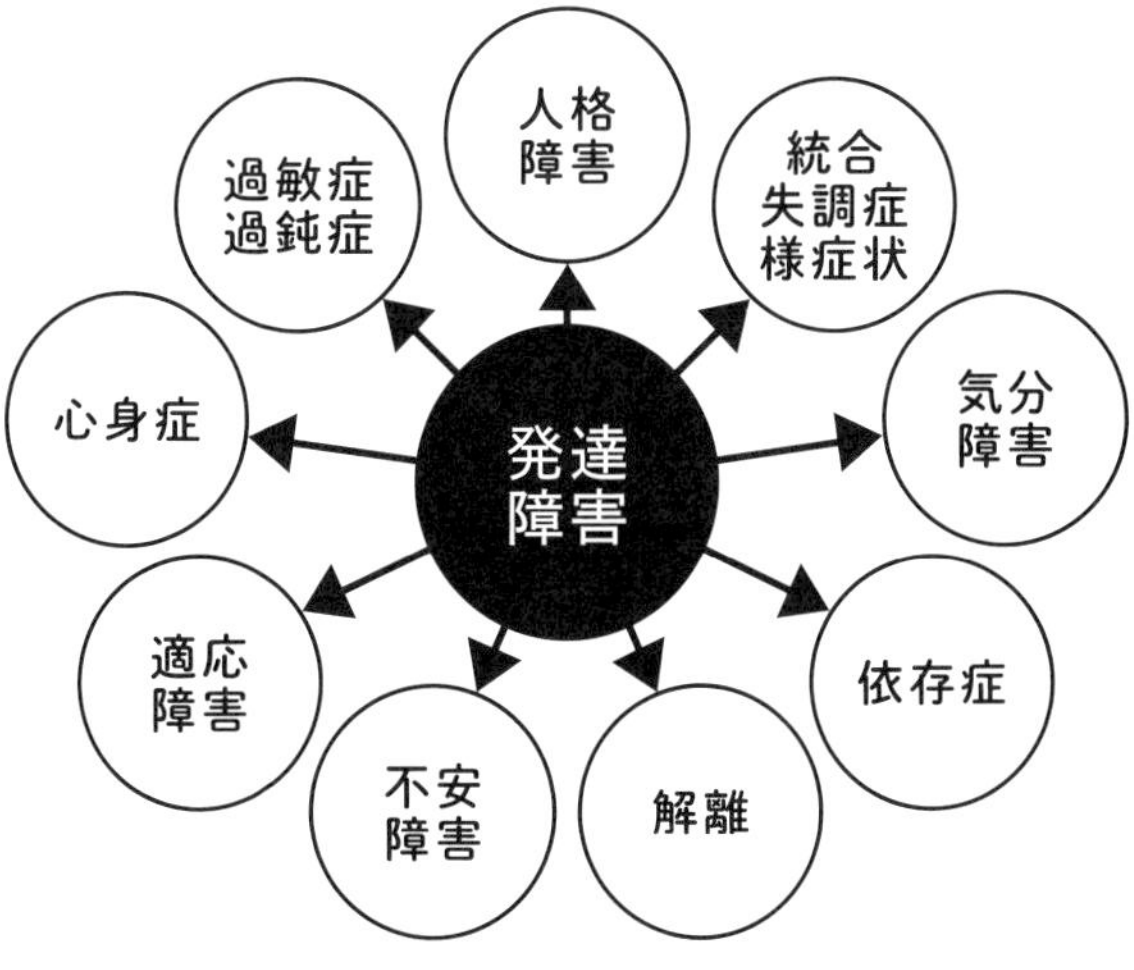

については、『愛着障害は治りますか？』の中で愛着形成不全がある人の多くが程度の差こそあれ青年期以降人格障害になることを明示しています。

適応障害は環境との不適合で生じる症状であって、気分障害は双極性障害やうつ病のように気分の波が生じる症状です。心身症は精神的なストレスによって身体症状が出る状態ですので、ストレスが影響している身体の病気や症状はすべて心身症に含まれます。

解離は、無意識的防衛機制の一つで、「己の体験」としての統合性を失うことです。心的外傷が原因となって起こる症状のひとつで、児童虐待の被害者の多くが解離を行うことで生き延びることが知られています。災害や事故やいじめやＤＶの被害者も同様です。

児童虐待は安全であるはずの家庭の中で日常繰り返される人的災害であって、保護し守ってくれるはずの親から危害を受けることから、命を守るのは自分だけという状況に置かれます。子どもは大人から保護されなければ生き延びることが難しいので解離を行って身体と心を切り離すことが生き残り策となるわけですね。

また、発達障害があることで解離症状を呈する人もいます。解離症状を呈することで精神的破綻に陥ることなく生き延びた結果、過去のことが思い出せなかったり、フラッシュバックが生じたり、味覚障害になったり等、様々な症状が現れることがあります。

藤家寛子さんは児童虐待の被害者ではありませんが、胎児期の恐怖麻痺反射が残っていたせいで無意識下に作り上げた巨人が支配する世界で生きてきました。巨人に操られてはいても小さな自己が存在していた点で、多重人格のように自己が分断する解離性人格症状とは異なるものでした。当時の藤家さんは主体性を獲得しようとするエネルギーと安全性を希求するエネルギーとが拮抗して様々な症状を呈していました。恐怖麻痺反射が残っている人の多くに何かしらの症状があるわけですが、当時の藤家さんの主な症状は、解離症状や摂食障害や家庭内暴力でした。内側に向かう攻撃的エネルギーと外側に向かう攻撃的エネルギーが表出して多彩な症状として現れていましたが、これが藤家さんが後に現実に対峙するエネルギーへと変換し、発達障害が治る大きな原動力にもなったわけですね。

浅見MEMO

症状は自己治療。
生体が自分で生み出した対症療法。
藤家さんは症状が重かったけれど、その分治るときのエネルギーも持っていた。
なるほど。

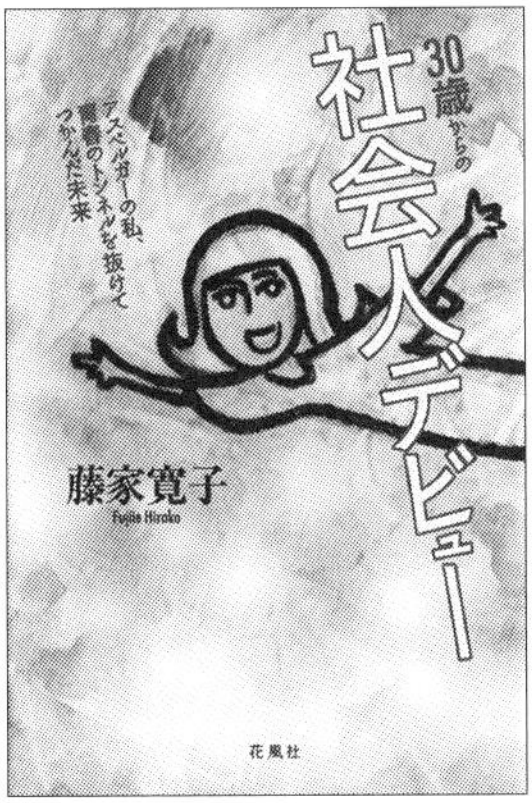

30歳からの社会人デビュー

不安と恐怖

不安障害は、社交不安障害、社会不安障害など診断名は色々ですが、どれも自己と他者との間での不安や恐怖が元になっています。

依存症も愛着形成不全が原因で生じる症状のひとつで、甘えの欠けを満たそうとする自己治療です。例えば、アルコール依存症は、アルコールに依存する症状ですが、お酒を飲むことで愛着の欠けが一瞬埋まったような錯覚が得られます。買い物依存、ゲーム依存、携帯依存、ギャンブル依存、薬物依存など数え切れないほど多くの依存症（嗜癖）がありますが、どれも愛着の欠けを埋めようとする自己治療と言えます。

また、人格障害の人が「絶対的信頼」と「絶対的不信」の間を揺れ動くのは、相手を白か黒かでしか判断できない深い（実は浅い）事情があるからです。愛着の土台がない人の世界は不安に満ちていて人間関係を形成していくうえでの土台がありません。そのため母子関係がまだ形成されていない胎児あるいは新生児の発達段階を生きているということになります。

二者関係が形成されていないということは、他者を信頼できず孤独な世界をひとりぼっちで生きているといった状態ともいえます。母親代わりの相手がいる間は相手を「絶対的に信頼」し見捨てられないようにしがみつきますが、母親役から相手が降りた後は絶望し、人間は誰も信頼できないといった「絶対的不信」に陥ることになります。

人格の成長というものは年を重ねれば達成できるものではなく、絶対的信頼という人間関係の土台があってはじめて可能になるものです。そのため誰もが愛着の土台を形成していく必要があります。神田橋先生の『治療のための精神分析ノート』（創元社／二〇一六年）に紹介されている胎児期の愛着形成不全を自分で治すイメージ療法は、生きづらさを感じている発達障害や人格障害の人に効果があります。

浅見MEMO

不安に満ちている人は、「絶対的信頼」を経験していない人なんだな。関係性の発達段階は新生児あたり。

なるほど。納得。それだと社会生活は厳しいだろうから発達援助が必要。

大人は自分で自分の発達援助をすればいい。

それにはやはり身体アプローチが近道。

しつけと仕付け糸

第一反抗期は、幼児が主体性を獲得する上で大切な「自分で選んで決める能力の獲得」の時期であり、第二反抗期は、青年が大人になるうえで必要な自己（アイデンティティ）を確立していく時期です。第一反抗期は、幼児がそれまで100％依存していた親からの身体的自立を目指すもので、第二反抗期はそれまで保護してもらっていた親からの精神的自立を目指すものです。

しつけとは、子どもが将来、親から自立して社会で生活していくために親子間の絶対的信頼関係が土台となってなされる協働作業です。一方、虐待とは、子どもの人権を無視した、親が己のフラッシュバックに振り回されて発動される不適切な行為です。躾《しつけ》は、子どもが共同体の中で生きていくうえで大切ですが、親御さんの中には、いずれ取り外す必要のある仕付け糸を手綱やワイヤーのように強固なものにしてしまって、いつまでたっても取り外せないまま子どもを守り続けて頑張っておられる方がおられます。

仕付け糸が強すぎると、子どもが共同体で生きていけるようになるまでに過大なエネルギーを必要とします。家庭内暴力としてあらわれたり、ひきこもったり、そのあらわれ方は千差万別ですが、大人にとっても子どもにとっても自立するまでの間、苦難の連続となります。

過保護の場合は、もともと仕付け糸が存在しませんので、子どもは社会性を獲得できず、大人になることが困難です。親が子どもをペットと同じように捉えていると、どうしても過保護にならざるを得ません。ペットはいつまでたっても可愛い愛着対象のままですが、子どもはいずれ大人になっていく実存なので、共同体の中で元気にやっていくためには、子ども時代のほどよいしつけが必要なのです。

過干渉の場合も過保護と意味合いは微妙に異なりますが、子どもが社会性を獲得して生きづらい点では共通しています。子どもの話を聞かずに一方的に話し続ける親御さんに時々お会いすることがありますが、子どもが主体性を獲得していくためには、大人からしっかり話を聴いてもらう体験が不可欠です。話を聴いてもらうことは、子どもが自らの体験を大人に共有してもらい価値観を尊重してもらえるまたとない機会となります。大人にしっかり話を聴いてもらうことで子どもは自己肯定感を育んでいきます。

お子さんが自らの羅針盤に従って自分の足で人生を歩んでいけるよう、お子さんとともに教え学び合いながら、ほどよいしつけができるとよいですね。

浅見MEMO

反抗期は自立に必要。
しつけは仕付け糸。 いずれは外しても大丈夫。
親が自分の過去のつらさを子どもにぶつけては親子ともつらい。
なるほど。

「気持ちがいい」のすすめ

神田橋先生は、生体の苦しみのことを邪気と表現されます。

気の流れが何らかの原因で滞っていると生体に苦しみが生じ邪気として現れます。

「気持ちがいい」は、気の流れが滞ることなく循環している状態のことです。

神田橋先生が「気持ちがいい」を大切にするよう言われる理由は、気の流れがよくなることで、生体の苦しみが取り除かれるからでしょう。


「美味しい」は味覚を通して「気持ちがいい」状態です。

「いい香り」は嗅覚を通して「気持ちがいい」状態です。

「いい感触」は触覚を通して「気持ちがいい」状態です。

とんだり跳ねたりして気持ちがいいのは、前庭覚や固有受容覚を通しての生体の喜びです。

視覚や聴覚についても同様です。

身体アプローチにせよ、スポーツにせよ、勉学にせよ、「気持ちがいい」が大切なのです。「気持ちがいい」は、自らを委ね、自らに委ねられる感じとも言えます。「気持ちがいい」は、退行を促し、自分らしさを育てる助けになります。

胎児はお母さんとへその緒で一体化しているがゆえに、お母さんの「気持ちがいい」が直接胎児の「気持ちがいい」になります。

新生児や乳児にとっての「気持ちがいい」は、五感を通して感じる「美味しい」「いい香り」「いい感触」「いい音色」「いい表情」などの「気持ちがいい」になります。

お母さんに抱かれておっぱいを飲んでいる時の赤ちゃんの顔を見ていると、お母さんにすべてを委ねて幸せそのものです。

幼児にとっての「気持ちがいい」は、内在化されたお母さんに守られ活動範囲が広がって多様化してきます。

神田橋先生が幼児期における無駄な遊びを推奨される主な理由は、ワクワク感を伴った主体的遊びの中にこそ「気持ちがいい」が存在しているからであって、大人の価値観に縛られない主体的ワクワク遊びを通して資質の萌芽が見られるからです。

無駄な遊びをさせてもらえなかった子どもが青年期以降に困難にぶち当たった時に壊れやすいのは、無駄な遊びに夢中になっていた雰囲気に身を委ねることが危機を乗り越える際に必要だからです。

幼少期に何かしらの事情で粘り強さの土壌がしっかり育たなかった方の多くが頭でっかちです。特にそのような方にお勧めなのが上記の「気持ちがいい」です。

「気持ちがいい」と感じるのは己の身体ですが、「気持ちがいい？」と問うのは己の心です。

己の心が己の身体を通じて己に問うという姿勢は、野生動物であれば必ず身につけている能力、すなわちそれまで気づかなかった感覚器官を通して世界を感じとっていく力が蘇っていくことにもつながるため、自然治癒力や免疫力を賦活させることになります。

浅見MEMO

各自の「気持ちいい」が大事。

神田橋先生に習った一番大切なこと。

そして子どものとき、何が好きだったかがヒントになる。

この経験が乏しい人は頭でっかち。

頭でっかちとは「頭がいい」ということではなく、「サバイバルのために使える情報を首から下で拾えない」ということと、私は理解している。

自分でできるトラウマ治療

野生動物にトラウマはありません。

それは本能に従って生きているとトラウマ処理が自然とできるからです。

人間の場合は、野生動物のように上手にトラウマ処理を行うことができません。それは大脳皮質が発達したことで音声言語と文字言語を獲得し、身体と心を切り離すことができるようになったからです。

児童虐待の被害者の多くが複雑性ＰＴＳＤ（心的外傷後ストレス障害）になることが知られていますが、これは日常的に繰り返される危機的状況が原因で過剰なストレスホルモンが分泌され、大脳基底核をはじめ神経系に深刻なダメージを与えることが原因であると考えられています。

大脳基底核とは、大脳皮質と視床・脳幹を結びつけている神経核の集まりで、線条体・淡蒼球・黒質・視床下核からなり、運動調節・認知機能・感情・動機づけや学習などさまざまな機能を司ります。大脳基底核の主要な構成要素のひとつの線条体ですが、児童虐待によって線条体が小さくなることが知られています。線条体の機能が低下すると、対人恐怖症の他に「やる気スイッチ」が入らなくなったり、感情鈍麻が生じたりします。

ＰＴＳＤが言葉や薬で治せない理由は、トラウマが言語中枢のある大脳皮質以外の場所にできるからです。

では、トラウマ治療はどのように行ったらよいのでしょうか。

野生動物が命の危険に遭遇した場合は、闘ったり、逃げたり、フリーズしたりして、生き残るため本能に従って命がけの策を講じます。そして危険が去った後は身体をブルブルっと震わせて何事もなかったかのようにその場を立ち去ります。

ある時、子ども時代に重篤な虐待を受けてきたと話す青年のトラウマ治療を行った際に、彼が両腕で身体を抱えてブルブル震えていることに気がつきました。その時は身体の震えの意味がよくわかりませんでしたが、後でトラウマ治療がうまくいったことを知りました。青年の多彩な症状がきれいさっぱりなくなったからです。

私たちは自分が動物であることを忘れがちですが、トラウマ治療には人間の動物的部分を活用する必要があるようです。

ソマティック・エクスペリエンシング、ＥＭＤＲなど専門家と共に行うトラウマ治療の共通点は「安心・安全な時空」を心の中に持つことです。トラウマが「安心・安全な時空の消失」に起因する心的外傷なので、「安心・安全な時空」のイメージが大切となります。

ベトナム戦争の帰還兵に重篤なＰＴＳＤ症状が現れた主な要因が飛行機の発達に伴うトラ

ウマ体験の非共有化があげられます。船で米国本土に戻っていた時代は、悲惨な戦争体験を同船した兵士同士で共有することができました。船中で戦争体験を共有することは「安心・安全な時空」を心の中に持つことを意味しました。

神田橋先生のトラウマ治療は、特に「安心・安全な時空」をイメージせずともできるひとりでできる簡単でしかも安全な治療方法です。

浅見MEMO

トラウマは言語中枢より深部に保存される。ゆえに言葉でも薬でも治せない。安全・安心が確保された空間で心身を弛める。それがトラウマ処理には必要なようだ。

薬（精神科薬）は、神田橋先生の言葉を借りると「杖」であって、生涯使い続けるものではありません。

発達障害を治すのは誰か

例えば眠れない人は、睡眠導入剤を服用することで良い眠りが得られるようになります。目覚めがよくなれば、眠りのリズムができてきますので、睡眠薬なしで寝られるようになります。眠れないのではないかという不安から睡眠薬を常用したり、医師の指示通り長期間飲み続けてしまうと睡眠薬に依存するようになってしまい、自力で眠る力が弱まり自然治癒力が働かなくなってきます。薬に支配された状態になってしまうわけですね。これは薬が杖ではなく、依存対象に転じた状態ともいえます。

薬と同様、専門家も杖です。専門家はいずれ患者さんが主体的に人生を歩んでいけるよう協働していく存在であって、いつか必要がなくなる杖であるべきなのです。

発達障害を治すのは、医師や専門家でもなければ薬でもありません。発達障害を治せるのは本人だけです。それは発達障害が治ることの中に愛着障害が治ることやＰＴＳＤが治ることも含まれているからです。発達障害が治るということは、神経発達のアンバランスを生かしつつ社会の中で貢献できる大人へと成長し、その後も人格が豊かに成長し続けていくことを意味します。

お子さんの発達障害を治すためにまず大切なことは、お子さんの身体をラクにしてあげることです。そのためには親御さんの身体をまずはラクにすることから始めてください。そしてお子さんの資質が開花していく方向にお子さんと切磋琢磨しながら育ちあっていくことが大切です。

人間関係の土台は、親子あるいは信頼し合える二者間で形成されます。「絶対的信頼」関係が土台となって、お子さんは他者を信頼し、社会を信頼し、自分を信頼し、明日に向かって一歩一歩、歩《あゆみ》を進めていくことができるのです。

浅見MEMO

神経発達のアンバランスを生かしつつ社会に貢献する。その後も人格が豊かに成長する。それが治るということ。

そのために必要なのは関係性の中の信頼。子どもが絶対的な信頼を獲得するには親の身体がラクになることが大事のよう。

思春期

それまで一見順調にいっているかのように思えた子育てが、お子さんが思春期（青年期）に入ったとたんに壁にぶち当たることがよくあります。

「こんなはずじゃなかった」と親御さんの中には悲嘆にくれる方がおられますが、そのような時にできることはいったい何でしょう。

ひとつは、専門家の力を借りるということがあります。その理由は、子どもから大人になっていく過程では、二者関係から三者関係への移行が必要になるからです。

過保護にしろ、過干渉にしろ、どちらも目に見えない大人からの束縛力が働いています。お子さんと親御さんとの間に専門家が入ることで、密着した二者関係に小さな風穴が開くため、三者関係が構築される助けになります。

お子さんは親御さんの束縛から脱しようともがいていますが、そこに他者である専門家（信頼できる人に限りますが……）が入ることで、親御さんの力が緩和されてそれまで取りこぼしてきた発達課題を、三者関係を通してお子さんは獲得していくことになります。

専門家が入ることで親御さんの身体がラクになり、お子さんの身体がラクになるということがよくあります。身体がラクになると気持ちもラクになって生きづらさが解消していきます。

それから親御さんがお子さんの話をしっかり聴いてあげてください。思春期は身体も心も子どもから大人に変化していく不安に満ちた時期であり、親から自立していく準備期間です。そのような時にお子さんは誰かに支えてほしいと思っています。親に秘密が持てるようになるためには、自分が尊重されてきた体験が必要です。親御さんからしっかり話を聴いてもらうことで自分が尊重され肯定されていると実感できます。

「かわいい子には旅をさせよ」という諺は、かわいい我が子に将来自立してほしいのなら、チャレンジさせることが大切だという意味です。この諺を取り違えて、幼いお子さんをひとり旅に出される親御さんがいますが、これは間違いです。乳児期・幼児期は親にしっかり甘えて守ってもらうことが必要ですので、早すぎる自立は避けた方がよいのです。子育てはあわてなくてはいけません。子どもが親から自立しようとする時になってはじめて、親離れの準備をしているといった意味合いでとっていただきたいと思います。いつまでが思春期かというと、時代や文化で異なりますし個人差が大きいので一概には言えませんが、一〇歳頃に始まって一八歳頃には終わると言われています。最近の日本では青年期が三五歳頃までという説もあるように、昔と比べて子どもから大人になるまでに時間がかかるようになったと考えてよいと思います。

浅見MEMO

第三者が必要な時には支援者が役に立つこともあるんだ。
なるほど。ただし有能な支援者に限る。

治そう発達障害

「発達障害は治るのか、治らないのか」と聞かれたら、今の私は「治る」と即答するだろうと思います。その理由は、私自身が発達障害特性を生かすことで、今・ここを幸せに生きられるようになっているからです。

神田橋先生からはADHDと自閉症スペクトラムがあると言われていた私ですが、それらの特性を生かすことで、現在、疲れを翌日まで残さずに仕事を続けることができており、日常生活に何ら支障はありません。

働く環境に恵まれたことや仕事が私の特性に合っていたこと、そして私が心から尊敬できる恩師に恵まれたことなどが「発達障害が治った」理由としてあげられると思います。

今現在の私の仕事は大学教員とカウンセラーです。

ひとり遊びが好きだった私は、幼少期から池の原生動物を顕微鏡で観察したり、家の前の野原で愛犬と一緒に朝から晩まで過ごしたり、読書に耽ったりするのが日課でした。親が干渉しなかったことも幸いしたのでしょう。子ども時代ととことん遊ぶことができたと感じています。

最近はというと、幼少期とそれほど変わらない生活がおくれるようになっています。大学の授業では、学生さんが興味をもってワクワク取り組める授業、私自身も楽しめる授業が行えていますし、カウンセラーの仕事も毎日が刺激に満ちていて楽しいです。仕事がワクワク遊びのようなものなので興味が尽きずストレスがたまりません。

そんな私ですが、胎児期の愛着障害があったことで関係性の土台に脆弱性を抱えたまま生きてきました。二者関係も三者関係も上手に作れないことから、誰とでも仲良くしてしまうか、誰とも仲良くしないかの両方を揺れ動いていました。愛着障害のイメージ療法を神田橋先生から教わったおかげで、今ではほどよい距離で人と接することができるようになっています。

今でも雑踏は苦手なので、わざわざ自分からお祭りに参加したり、混雑した電車に乗ったりすることはありません。雑踏の中で過ごさなければならない時は、その晩は早く床につくようにしています。疲れを翌日まで残さない生活を工夫することで健康な毎日がおくれています。

一九九三年、自閉症のお子さんとの出会いがきっかけとなって、私は大学で言語療法の勉強を始めました。その後大学院に進み、心理学の研究に携わるようになりました。

元々過度な集中力があったおかげで大学院の修士論文は村の子どもたちが遊ぶ部屋の中で仕上げることができました。テーマは「障害のある子どもの家族支援」でした。

その時すでに児童相談所で心理士の仕事を始めていたこともあって、その後、市の保健相談センターの乳幼児発達相談員や知的障害者更生施設・知的障害児施設の言語聴覚士、小中高等学校や大学のスクールカウンセラーや精神科クリニックの心理士など諸々の仕事を経て今の仕事に至りました。

私の愛着障害が治ったのは、神田橋條治先生のイメージ療法に加えて、村瀬嘉代子先生との出会いが大きかったと思います。

村瀬先生は治せる心理士として著名な方です。私のS・V（スーパーヴィジョン）を引き受けてくださった際に私の愛着障害を見抜いていたのでしょう。S・Vで村瀬先生のお宅にお邪魔すると、お忙しい中、毎回手作りのお菓子を作って待っていてくださいました。

神田橋先生は男の中の男、村瀬先生はおしとやかでいて凛とした女性の鑑のような方です。愛着障害を治すのは本人ですが、信頼できる大人のモデルが必要となります。

私は神田橋先生と村瀬先生という心底信頼できる大人のモデルを得ることができました。こうして関係性の土台が構築されたことで、私は主体的に自分の人生を歩いていけるようになりました。

関係性の土台が構築されることで愛着障害は芋づる式に治っていきます。愛着障害が治ることで依存対象だったゲームやお菓子が必要なくなります。依存せずにいられるということは、情緒が安定することでもあって、余計なエネルギーを消耗する必要がなくなります。私が依存していたのは本でしたが、専門書を買う衝動性が抑えられるようになりました。

発達特性を生かして人々に貢献できるようになる、つまり発達障害を治すには、自分が何をしている時がワクワクしているかを知ることが大切です。というよりもワクワクすることにチャレンジし続けることが大切だと言えます。

発達障害を治すのはあくまでも本人です。周囲の環境は確かに大切ですが、環境を変えていくのは本人ですし、工夫するのも本人です。周囲の人たちに相談し、助けを求めることで環境は変えていくことができます。

私は脳が疲れるとADHD特性が目立つようになることを知っています。そのため、疲れをためない工夫を日々行っています。焼酎風呂は身体の疲れをきれいに取り去ってくれますので、焼酎少々を欠かさず風呂に入れるようにしています。

心身が健康だと整理整頓が上手にできるようになりますし、忘れ物もなくなります。

それからひとつ言い忘れましたが、発達障害や愛着障害がある人の多くにフラッシュバックがあります。何かしらのトラウマ記憶がフラッシュバックとして気分の変動を生じさせるからです。パニック、イライラ、怒りの噴出、怒鳴る、震える、恐怖心、不安などの情動の多くは、フラッシュバックが原因です。

私の場合は、神田橋先生から漢方薬を処方してもらったおかげでフラッシュバックの勢いが減じ、その後、バッチフラワーを服用し、足指回しを続けることで完治しました。

思い起こせば、フラッシュバックの治療が最初だったので、フラッシュバックを治すことから始めるのが「発達障害を治す」うえでは得策かもしれません。

浅見MEMO

心の傷は、誰でも負う。
子どもの頃、大人になってから。家庭生活、社会生活。
本来は癒やされる関係性の中で負うこともあるだろう心の傷。
だけど、心の傷は治る。
心の傷も、治るが勝ち！
その先に、未来がある。

本書と一緒に読むといい本

●著者前作

『発達障害は治りますか？』（神田橋條治 他との共著／二〇一〇年）

『脳みそラクラクセラピー――発達凸凹の人の資質を見つけ開花させる』（二〇一三年）

『愛着障害は治りますか？――自分らしさの発達を促す』（二〇一六年）

※以上すべて花風社

●知的障害の診断基準について

『ＮＥＵＲＯ――神経発達障害という突破口』（浅見淳子＝著／花風社／二〇一九年）

●身体アプローチについて

『自閉っ子の心身をラクにしよう！――睡眠・排泄・姿勢・情緒の安定を目指して今日からできること』（二〇一四年）

『芋づる式に治そう！――発達凸凹の人が今日からできること』（浅見淳子との共著／二〇一五年）
『人間脳の根っこを育てる――進化の過程をたどる発達の近道』（二〇一七年）
『感覚過敏は治りますか？』（二〇一八年）
※以上すべて栗本啓司＝著／花風社
『人間脳を育てる――動きの発達&原始反射の成長』（灰谷孝＝著／二〇一六年）

●栄養療法について

『うつ消しごはん――タンパク質と鉄をたっぷり摂れば心と体はみるみる軽くなる！』（藤川徳美＝著／方丈社／二〇一八年）※127頁に出てきた便の形、色については本書を参照
『薬に頼らず子どもの多動・学習障害をなくす方法』（藤川徳美＝著／アチーブメント出版／二〇一九年）

●トラウマ治療について

『心身養生のコツ』（神田橋條治＝著／岩崎学術出版／二〇一九年）
『子育てで一番大切なこと――愛着形成と発達障害』（杉山登志郎＝著／講談社新書／二〇一八年）
『治療のための精神分析ノート』（神田橋條治＝著／創元社／二〇一六年）

●その他参考文献

『生きがいについて〈神谷美恵子コレクション〉』（神谷美恵子＝著／みすず書房／二〇〇四年）

『発達障害の原因と発症メカニズム――脳神経科学の視点から』（黒田洋一郎、木村・黒田純子＝著／河出書房新社／二〇一四年）
『統合失調症を治す――栄養療法による驚異的回復』（エイブラハム・ホッファー＝著／大沢博＝訳／第三文明社／二〇〇五年）
『自閉症革命――「信じることを見る」から「見たことを信じる」へ』（マーサ・ハーバート、カレン・ワイントローブ＝著／白木孝二＝監訳／星和書店／二〇一九年）
「そだちの科学 33号」〝愛着とその障害〟（愛甲修子＝著／日本評論社／二〇一九年／77～82頁）

■著者紹介

愛甲修子（あいこう・しゅうこ）

千葉県出身、千葉大学大学院修士課程修了
臨床心理士、言語聴覚士
千葉県特別支援教育専門家チーム委員

〈著者より〉

知的障害児施設、知的障害者更生施設の言語聴覚士、児童相談所や身体障害者福祉作業所の心理士、スクールカウンセラーなどの仕事を通じて、知的障害を含む神経発達症のある人たちから教えられたことがある。それは、愛着障害やトラウマによる目詰まりをなくし、主体的に人生を歩んでいけるようになることが神経発達症を治すうえでの一番の近道であるということだ。

社会に貢献する形は人それぞれ。社会に貢献できるようになれば自己肯定感がおのずと育まれ、生きがい感が生まれ、明日への希望が持てるようになる。

浅見淳子（あさみ・じゅんこ）

編集者。（株）花風社 代表取締役社長。

■花風社ウェブサイト紹介

花風社愛読者コミュニティサイト
治そう！ 発達障害どっとこむ
https://naosouhattatushogai.com/

知《ち》的《てき》障《しょう》害《がい》は治《なお》りますか？

2020 年　2 月 23 日　第一刷発行
2023 年 12 月 19 日　第二刷発行

著者　愛甲修子

イラスト　小暮満寿雄
デザイン　土屋 光
発行人　浅見淳子
発行所　株式会社花風社
〒151-0053 東京都渋谷区代々木 2-18-5-4F
Tel：03-5352-0250　Fax：03-5352-0251
Email：mail@kafusha.com　URL：https://kafusha.com

印刷・製本　中央精版印刷株式会社

ISBN978-4-909100-13-9